스물아홉,
에로영화 찍으러 갈래?

스물아홉,
에로영화 찍으러 갈래?

초판 1쇄 발행 2019년 12월 6일

지은이 도모세
펴낸이 장현수
펴낸곳 메이킹북스
출판등록 제 2019-000010호

디자인 안영인
편집 안영인
교정 김시온
마케팅 오현경

주소 서울특별시 금천구 가산디지털1로 142, 312호
전화 02-2135-5086
팩스 02-2135-5087
이메일 making_books@naver.com
홈페이지 www.makingbooks.co.kr

ISBN 979-11-968720-0-7(03510)
값 14,000원

ⓒ 도모세 2019 Printed in Korea

잘못된 책은 구입하신 곳에서 바꾸어 드립니다.
이 책의 전부 또는 일부 내용을 재사용하려면 사전에 저작권자와 펴낸곳의 동의를 받아야 합니다.

이 도서의 국립중앙도서관 출판예정도서목록(CIP)은 서지정보유통지원시스템
홈페이지(http://seoji.nl.go.kr)와 국가자료공동목록시스템(http://www.nl.go.kr/kolisnet)에서
이용하실 수 있습니다. (CIP제어번호 : CIP2019048683)

홈페이지 바로가기

도모세 지음

스물아홉,
에로영화 찍으러 갈래?

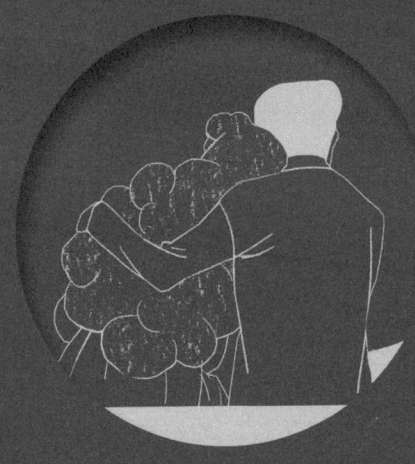

메이킹북스

목차

프롤로그

대한민국 스타 에로배우 도모세는 왜 28살 이른 나이에 은퇴했는가? 8

Chapter 1
섹스에 관해 당신이 모르는 것

1. 연인 사이에서 예술과 외설의 차이 14
2. 섹스는 다이어트에 효과가 있는가? 17
3. 섹스가 하고 싶어지는 특정 시간 19
4. 섹스로 쌓이는 정, 색정론 22
5. 섹스 등가교환의 법칙 26
6. 음식과 섹스의 상관관계 29
7. 섹스 근육은 상체보다 하체! 32
8. 최고의 쾌락을 주는 섹스; 섹스 후의 즐거움 36
9. 쾌락 지향론자의 불행 39
10. 여자의 오르가슴이 어려운 이유 42
11. 섹스 명기의 존재 유무 46
12. 명기가 되는 케겔 운동 50
13. 모든 스트레스는 섹스의 적 53
14. 애무를 잘 해 주지 않는 남자친구; 애무의 순서? 55
15. 섹스를 하고 싶어도 뒤로 미루는 남녀의 속사정 57
16. 섹스하고 싶게 만드는 사람의 DNA 61
17. 지구 멸망 최후의 날까지 섹스를 외치다; 심각한 섹스 중독 65
18. 성경 속의 섹스 파탄자들 69
19. 섹스 십계명 72
20. 인간 역사상 최고의 불로장생 명약, 정액 74

21. 속궁합에 맞는 섹스 처방 76
22. 남자의 포경수술이 섹스에 미치는 영향 78
23. 섹스 잘하는 여자는 걸레, 섹스 못하는 남자는 루저? 81
24. 나쁜 남자와의 섹스가 좋아요. 전 미친년인가요? 83
25. 섹스의 속설 & 잘못 알려진 진실 1 86
26. 섹스의 속설 & 잘못 알려진 진실 2 88
27. 시대별 섹스와 권위의 상관관계 91
28. 섹스 머피의 법칙!
    내가 섹스하고 싶은 남성은 항상 이미 품절 94
29. 각종 성병의 세계 96
30. 섹스가 정신 건강에 미치는 영향 99

Chapter 2

섹스 사업의 대명사 에로영화, 그 실체와 민낯

1. 에로의 역사, 인류가 존재하는 한 섹스 산업은 영원하다 102
2. 도대체 아무도 안 본다고 하는
   그 많은 에로영화, 과연 누가 보는 것인가? 104
3. 에로 촬영, 그곳의 가짜 오르가슴 106
4. 에로배우는 베드신을 가장 싫어한다 108
5. 실제 현장의 다양한 촬영 중단 사태들 111
6. 에로영화판에도 존재하는 보수와 진보 113

7. 사람 옵니다! 컷! 숨어! 덮어!
   제발 그냥 가세요~ 소소한 촬영입니다!   115
8. 한국 에로영화의 할리우드, 대부도   117
9. 홍콩의 전설적인 스타, 성룡도 에로배우 출신이다   120
10. 에로영화에서 실제 정사가 이루어지기도 한다?   123
11. 에로영화의 남자 배우 품절 현상   126
12. 외국 여배우들은 공사를 하지 않는다   128
13. 과연 에로영화 배우들의 수입은 얼마일까?   130
14. 우리나라 에로배우들은 왜 대부분 다 가난하고 불행한가? 132
15. 에로배우의 열악한 현실, 조성호 동거남 살인 사건   135
16. 여자 에로배우들은 모두 가슴 수술을 했나요?   137
17. 에로배우들이 가장 사랑하는 체위, 가장 야한 체위   139
18. 촬영장에서 귀신 들린 배우들   141
19. 미스터리한 촬영 시간 총량의 법칙   144
20. 어디서나 초짜들은 민폐!   146
21. 촬영장에서 따귀 맞을 만한 배우 대응법   148
22. 에로배우는 섹스의 화신?   150
23. 간절함의 배신, 양아치 엔터테인먼트를 조심하자   152
24. 베드신의 부질없는 부상 투혼   155
25. 에로배우가 거부하는 에로영화   158

에필로그

쓰러진 어머니, 눈물 흘리는 여자친구, 추락하는 자존감   160

[프롤로그]

> **대한민국
> 스타 에로배우
> 도모세는
> 왜
> 28살 이른 나이에
> 은퇴했는가?**

가난과 빚, 끝없는 알바, 공사장 잡부, 서빙 등으로 이어지는 매일을 살아가는 20대, 고졸의 학벌에 가진 것은 몸뚱이 하나뿐인 나는 끝없이 지속되는 생활고의 악순환에서 벗어나고 싶었다.

24살 에로영화 입문 당시, 독실한 기독교인이신 부모님에게 의절당하고 기독교의 이단아, 사탄의 아들이라는 오명을 쓰게 되었다. 그도 그럴 것이 중·고등학교 시절 내내 성경고사 6년 연속 1등, 전국 성경고사대회 2등을 두 번씩 했던 화려한 경력이 있었다. 성경에 박식하다고 이름을 날렸던 그 성경 박사가 이제는 에로 박사가 되었으니, 가히 마귀나 사탄이라는 소리를 들을 만했다.

천 일을 넘게 새벽 예배를 나가던 내 신앙은 2천 일에 이르는 에로 생활로, 중·고등부 교회 회장으로 앞장서던 나는 에로 업계 회장으로, 찬양 리더이던 나는 에로영화계의 리더로서 막대한 영향력을 행사했다.

나는 이렇게 고백합니다.
"예수님은 섹스 없이 태어나셨지만 나는 아닙니다. 같은 조건이 아닙니다. 나는 가난했고, 내가 할 수 있던 것은 기도가 아닌 최대한의 도전과 노력이었습니다."

나는 기독교의 이단아였고, 동시에 에로계의 이단아였다. 성경 속 모세는 아마 이렇게 느꼈을 것이다. '노예가 되고 싶지도 않고, 이집트 왕

자 자리도 벗어나기 싫다. 이집트에 살고 있지만, 이집트 가치관을 지니고 살고 싶진 않다.'

21세기 도모세도 마찬가지였다. 생활고에 시달리며 돈의 노예가 되고 싶지는 않았고, 그렇다고 에로 왕자로서 누릴 수 있는 생활에서 벗어나고 싶지도 않았다. 그러나 내가 열심히 일할수록, 오히려 내가 사랑하는 사람들이 고통과 불안을 느끼는 현실 앞에서 나는 딜레마에 빠졌다.

섹스란 둘만의 프라이빗한 공간, 둘만의 장소에서 이뤄지는 사랑의 행위이다. 그러나 모두에게 공개된 장소에서 작가의 상상력과 인위적으로 연출된 상황을 통해 실제보다 더 과한 액션과 사운드로 섹스가 행해지는 세상이 바로 에로영화의 무대이다.

영화… 우리는 모두 각자의 인생이라는 한 편의 영화 속에서 살아가고 있다. 그 영화의 주인공인 우리 자신은 다양한 상황 속에서 희로애락을 느끼게 된다. 공통된 점은, 모두가 자신의 영화를 해피엔딩으로 이끌어 가고 싶어 한다는 것이다. 나의 에로영화가 내 인생을 점점 구렁텅이로 몰아가고 있다는 것을 깨달은 순간, 난 이 영화를 멈추기로 했다.

해피 엔딩은 어떻게 해야 이뤄지는 것일까? 각각의 영화는 주인공이 어떤 생각과 가치관을 가지고 있는지, 어떤 사람들과 어느 곳에 몸을 담그고 있는지에 따라 달라질 것이다. 우리는 분명 서로에게 영향을 주고받고 있다. 그래서 사람들은 긍정의 기운, 성공의 에너지가 있는 사람들과 함께하기를 원한다. 과도한 섹스와 비정상적인 쾌락을 추구하는 삶이 전부인 에로영화 세상에서 나름 스타 배우였던 내가 현실의 세상으로 나올 수밖에 없었던 이유…

여기서 이 책의 시나리오는 시작된다.

Chapter 1

섹스에 관해 당신이 모르는 것

# 1

연인 사이에서 예술과 외설의 차이

우리는 사랑하는 사람에게 "난 너랑 섹스하고 싶어"라고 말하면 너무 노골적이고 저급하다고 생각한다. 그래서 나름 예술을 가미해서 "네가 생각나, 보고 싶어. 너랑 계속 같이 있고 싶어"의 형식처럼 감성적인 코드로 바꿔서 말한다. 대한민국과 전 세계를 통틀어 연인 간에 가장 많이 쓰인 문구가 무엇일까? 바로 '보고 싶다'일 것이다. 이 말은 듣기 거북스럽지 않다고 여길 것이다. 반면에 대놓고 '만나서 섹스하고 싶다'라고 말한다면, 그 관계는 이미 서로를 섹스 파트너로 정의 내려 버리는 것이다. 이는 더 이상의 관계 진전을 막아 버리는 선을 그어 놓는 것과 같다. 섹스가 아니라면 굳이 만날 필요가 없다는 암묵적 동의가 이루어지는 것이기 때문이다. 이 경우 관계 진전은 한쪽이 자존심을 버리지 않는다면 상당히 서먹하게 끝날 수 있다. 물론 쿨하게 친구로 남을 확률도 있다.

사랑하는 사람과 섹스를 한다는 것은, 먼저 깨끗하고 아늑하고 편안한 공간이 필요하고, 섹스 후 소모된 에너지를 채울 음식이 필요하다. 섹스 후에도 사회생활을 구설수 없이 영위해야 하며, 몰래카메라나 리벤지 포르노에 대한 위협이 없는 안전한 사람이어야 한다. 섹스 후에 임신이 된다 하더라도 책임질 수 있는 능력과 책임감, 여성 자신과 아기를 돌볼 사랑과 마음이 있는지 확인하는 것 또한 필요하다. 그래서 이 모든 불안을 포괄적인 언어로 안정시키기 위해 예술적인 언어가 필요한 것이다. 예를 들면 "죽는 날까지 너만 사랑해, 세상 모두 변해도 내 마음은 영원히 안 변해, 지금부터 영원까지 사랑한다고 맹세할게." 미래까지 사랑한다는 것을 포함하는 말이다. 이는 달리 해석하면 이렇다. "너랑 아무리 많은 섹스를 하더라도 변하지 않는 마음으로 널 소중히 생각할게. 죽는 날까지 너하고만 섹스할게. 섹스 후에도 널 책임질게."

그러나 20대 초반에서 후반으로 갈수록, 또한 나이가 들수록, 사랑의 초점은 섹스보다는 상대방의 경제적 조건과 자격에 맞춰진다. "하늘이 반쪽 나도 너를 사랑해" 이런 문구는 청소년기에나 통할 법한 멘트다. 20대로 접어들고, 30대로 접어들면 사랑은 또 다른 의미가 된다. "하늘이 반쪽 나도 너를 사랑해? 근데 우리 결혼하면 집은 어디서 살지? 누가 돈 벌어 오지? 네가 날 더 사랑하니까 네가 벌어 와야겠지?" 더 이상 사랑이라는 감정에 현실의 문제를 외면할 수 없는 때가 오는 것이다. 이젠 "저는 명문 대학에 누구예요. 저는 건물주예요. 저는 연예인이에요. 저는 연봉이 얼마예요" 등이 우선된다.

결국 사랑에서 예술과 외설의 차이는 능력이다. 상대방을 배려해 주고 미래까지 책임지겠다는 말, 미래의 당신 모습까지 사랑한다는 말을 의미하는 것은 예술이고 지금 당장 나만의 욕구를 채우려는 말은 외설이라고 한다. 가령 왕자와 노숙자가 있다고 하자. 노숙자가 좋아하는 여성에게 "왜 말을 못해? 저 남자가 내 남자다! 왜 말을 못하냐고?" 하며 고백하는 순간, 위협했다는 죄목으로 경찰서에 가야 한다. 누구는 결혼식장 가는데 말이다. 똑같은 말이라도, 결과는 다른 것이다. 사랑의 예술이란 이토록 복잡한 현실을 끌어안아야 한다. 실상 예술이냐 외설이냐의 차이를 구별할 기준은 정해지지 않았다. 레오나르도 다빈치(Leonardo da Vinci)가 선 하나를 그려 놓고서 그림이라고 하여도 결코 값을 매길 수 없는 가치와 예술이 될 수 있지만, 내가 선 하나를 그려 놓고 내다 팔면 순식간에 멸시와 조롱을 받는 쓰레기 종이가 될 수 있는 경우처럼 말이다.

사랑하는 사람들 사이에서 예술과 외설의 차이는, 시간이 지나고 현실이 개입되는 순간 무뎌지고, 사랑의 결과는 현실의 능력에 따라 결정지어지게 되는 것이다.

2
섹스는 다이어트에 효과가 있는가?

섹스 다이어트, 황제 다이어트를 넘어선 일명 신이 내린 다이어트라 불리기도 한다. 섹스는 분명히 호르몬적으로, 육체노동적으로, 다른 운동에 비해 유리하고 효과적이다. 보통은 섹스 한 번에 250~500kcal가 소모된다. 그러나 다이어트를 위해 섹스로 2500kcal를 소모하겠다고 생각한다면, 접어 두는 것이 좋다. 신혼부부들이 하루에 두 번씩 섹스를 한다면 하루 칼로리의 절반이 소모되는 것이다. 그래서 결혼 후에 '남편 살이 빠졌네' 하면서 동네 아줌마들이 입방아를 찧는 것이다. 결국 그 뒤로 장어, 문어 등 정력에 좋다는 음식에 집착하기 시작한다. 그러나 섹스를 오래하면 할수록, 성적 쾌감이나 자극은 점점 없어지고, 섹스를 하고 있는 건지, 노동을 하고 있는 건지 구분을 할 수가 없게 된다. 여성의 질은 오래할수록 아프고, 마찰에 의한 상처가 나기 쉬워, 외부 세균으로부터의 감염에 취약해질 수 있다. 그러므로 다이어트를 위해 섹스를 하겠다는 발상은 위험하다.

섹스 같은 과도한 체력 소모는 수면을 유도하기 때문에 자연스럽게 칼로리 소모가 지속된다. 섹스를 너무 많이 하게 되면, 오히려 식욕이 사라진다. 너무나도 피곤해 수면욕만이 자신을 사로잡는다. 다이어트를 위해서 섹스를 한다면 섹스에 의존도가 높아지고, 습관적이고 반복적인 섹스는 중독을 불러일으킬 수도 있다. 이런 경우 섹스 다이어트에 성공하기도 한다. 그러나 성공 후 정신과 몸을 거의 다 망가트리게 된다. 또한 더 큰 쾌감을 위해 다른 중독을 찾기도 하고 섹스에 집착할수록 우울증이나 불안증이 동반된다. 분명 섹스가 다이어트에 도움이 되는 것은 맞지만, 절대적이지는 않다.

그럼에도 불구하고 섹스 효과로는 노화 방지, 다이어트, 면역력 증가, 혈관 강화, 통증 완화 등 몸에 좋은 호르몬도 많이 분비되지만, 과하면 독이 된다. 오랫동안의 섹스 후 너무 피곤해서 먹지도 않고 잠이 든다. 일어나서 또 섹스를 한다. 그리고 물만 먹고 다시 피곤해서 잠이 든다. 분명 살은 빠진다. 살 빼는 데 효과적인 루트이기는 하나, 건강을 잃고 정신이 망가지기 쉬운 구조다. 그러니 섹스로 다이어트를 한다는 생각은 접자. 그저 보조 수단이지 주요 수단으로서의 역할은 될 수 없다. 물론 섹스로 다이어트를 성공할 수도 있다. 대신 건강을 잃은 것은 본인 책임이다.

3

섹스가 하고 싶어지는 특정 시간

24시간 중 가장 섹스가 하고 싶어지는 시간이 있다고 하면 언제일까? 평균적으로 잠을 자기 직전이다. 인간은 누구나 감성적인 동물이라 하루를 마무리하는 저녁 시간, 특히 잠들기 직전은 사랑하는 사람이 가장 그리운 시간으로 설정되어 있다. 하루 일과를 끝내고, 저녁밥을 먹고, 샤워까지 끝낸 후에 잠을 잘 수 있는 편안한 상태에서 인간이 이루지 못한 하나는 무엇일까? 바로 섹스다. 섹스까지 하고 자야 완벽한 것이다. 그러나 이 시간대는 사람마다 또는 자신의 직장과 생활 라이프마다 다르게 나타나기도 한다.

A양은, 낮에는 커리어 우먼으로서 빈틈없는 생활과 정절을 지킨다. 그래서 낮에 고백한 남성들을 다 거절한다. 저녁엔 외로움을 많이 느껴, 저녁에 고백한 남성과 자신도 모르게 섹스를 하거나 사귀게 된 경우가 많다고 한다.

반대로, B양은 유독 아침에 섹스가 하고 싶어지는 유형이었다. 하루를 시작하기에 앞서 몸의 세포를 깨우고 활력을 갖춰 일하러 나가야 하기에, 오히려 아침에 성욕이 일어난다는 것이다. 이런 유형의 여성은 이른 아침이나, 늦은 새벽에 이성에 대한 생각이 많이 난다는 것이다. 그래서 섹스는 주로 낮에 생각난다고 했다.

C양은 평소엔 섹스 생각이 전혀 없다가, 불규칙적으로 한 달에 한 번 꼴로, 혹은 세 달에 한 번꼴로, 섹스 생각이 들곤 한다고 했다.

D군은 24시간 내내 모든 날, 모든 순간, 항상 섹스 생각이 나서 '나는 인간인가 산짐승인가' 하며 그런 생각을 하지 않으면서 살고 싶다고 토로했다.

이처럼 섹스가 하고 싶어지는 특정한 시간은, 개인이 생산하는 호르몬의 양, 개인의 상황, 생활 라이프, 직업에 따라 다 다르게 나타난다. 평균적으로 밤 11~12시가 가장 감성적이 되는 시간이라는 말이지, 모두가 그런 것은 아니다. 밤 12시에 무턱대고 고백하거나 '밤이 되어야 자기 전에 섹스하고 싶겠지?' 생각하면서 그 시간대에 분위기를 주도하려다 괜한 낭패를 보기도 한다. 이처럼 인간의 몸은, 상황에 따라 시시각각 변한다. 위기의 순간 오히려 성욕이 활성화되는 경우도 있다.

예를 들면, 이집트 왕은 노예로 삼고 있던 히브리인들의 인구가 늘어나는 것을 막기 위해 히브리인 남자들을 각종 힘든 공사에 동원시켰다. 과대한 노역으로 체력이 방전되면 섹스를 할 체력이 남지 않을 것이며, 따라서 인구도 감소되리라 생각했던 것이다. 그러나 오히려 더 많은 임신과 출산이라는 결과를 초래했다. 너무나 많아진 히브리인의 인구가 이집트의 권력에 위협이 되자, 이번에는 태어나는 남아들을 죽이라는 명령을 내리게 된다. 성경에 나오는 모세 시대의 이야기다. 육체노동은 체력 소모가 크기 때문에 밤이 되면 모두 지쳐 잠만 잘 것이라는 예상은 잘못된 계산이었다. 그들은 왕성한 육체노동이 성욕도 커지게 한다는 사실을 몰랐던 것이다.

인간은 체력이 다 소모되었다고 할지라도 성욕은 오히려 활성화된다. 차라리 이 정책을 현재 인구 감소가 심각한 나라에서 실행했다면 어땠을까?

4
섹스로 쌓이는 정, 색정론

사람들은 과거에 사귀고 사랑했던 사람들 중에서 섹스를 가장 많이 했던 사람과의 인연이 계속 생각나는 경향이 있다. 어떤 여성은 자신이 5년 동안 만난 남자친구보다 1년 만난 남자친구가 시시각각 생각나서 도저히 못 잊겠다며 눈물이 난다고 하소연했다.

항상 콘돔을 사용한 남자친구보다 콘돔을 사용하지 않았던 남자친구가 아직도 특별하게 생각나고, 헤어졌는데도 불구하고 자꾸만 생각나 일상생활에까지 지장을 준다고 힘들어하는 여성 또한 흔하다.

왜 이런 현상이 벌어질까? 딱 잘라 말한다면, 이는 보통 질내 사정이 많이 이뤄질 경우에 그런 성향이 아주 짙게 나타난다. 남성이 사정 후 그 정액이 여성의 몸 안에 들어가게 되면 결국 그 남자의 DNA가 들어가게 되는 것이고, 남자의 DNA는 여성의 체내에 흡수된다. 이렇게 그 남자만의 고유 DNA가 여자의 몸에 기억되는 것이다. 그러니 자신이 생각하고 싶지 않아도 몸이 기억하는 것이고 더욱더 그리워하는 경향이 짙어지게 된다. 성격이나 취미 등 모든 것들이 다 맞지 않는데, 섹스만 유독 잘 맞아서 헤어진 후에도 그 이성이 생각나는 경우가 있다. 이렇게 헤어진 후에도 자꾸 생각나는 경우, 그리움에 술을 먹고 전화를 한다거나 무작정 집 앞에서 기다린다거나 혹은 상대의 SNS에 집착하는 등의 추한 모습을 보이게 된다. 그 사람과의 섹스 기회를 다른 누군가에게 주고 싶지 않다는 강렬한 마음이 각종 사건 사고를 일으키는 것이다. 이러한 집착이 심해져 우울증으로, 자살로, 살인으로 이어지는 케이스도 적지 않다.

이 모든 배후에는 색정이 숨어 있다. 그 사람과의 섹스가 싫었다면 과연 우울증에 걸렸을까? 과연 자살했을까? 과연 살인이 일어날 만큼 질투심을 느꼈을까? 모든 것이 섹스와 관련된 것이 바로 치정 사건이다. 나는 이를 색정 사건이라고 다시 정의한다. 색정은, 무서울 만큼 지독하다. 이를테면 바람을 피우는 남편의 성기를 가위로 잘라 버린다거나, 바람을 피운 여자친구를 무참히 죽이는 경우도 다 색정 사건이다. 이런 사람은 사랑이 아닌 색정에 빠져 있다고 봐야 한다. 특히 자신이 경제적으로 어렵다거나 사회적으로 힘들다면, 헤어진 이성에 대한 집착은 극에 다다르기도 한다.

색정에 빠졌을 때 빨리 벗어나기는 상당히 힘들다. 그래서 헤어졌다가 다시 만나는 커플들도 많이 있다. 몸에 각인된 보이지 않는 문신 같은 흔적이기에 쉽사리 지워지지는 않는다. 그러나 물론 이것도 사람마다 다르다. 색정에서 빨리 벗어나는 사람도 있고, 쉽사리 벗어나지 못하는 사람들도 있기 마련이다. 때리고 사는 남자, 맞고 사는 여자 또한 이런 심리와 비슷하다고 할 수 있다. 소위 맷정도 정이라고 맞는 것에 익숙해지다 보니 헤어지지 못하고 사는 것이다.

색정을 빨리 잊을 수 있는 세 가지 마음가짐을 소개한다.

첫 번째는, 상대가 진심으로 잘되길 바라는 것이다. 그 사람에 대한 집착을 놓는 것이 자신을 자유롭게 해 준다. 이미 물로 채워진 잔에는 새로운 와인이 들어갈 자리가 없듯, 새로운 사랑을 시작하기 위해서 그리고 다시 나의 삶을 살아가기 위해서는, 마음을 움켜쥐기보다는 내려놓을 수 있는 것이 필요하다.

두 번째는, 상대방과 헤어져야겠다고 결심하게 된 이유를 계속해서 생각해 보는 것이다. 결혼은 판단력 부족, 이혼은 인내력 부족, 재혼은 기억력 부족이라고 하는 글을 본 적이 있다. 안 좋았던 기억들은 시간이 지날수록 흐려지고 좋았던 기억만 자꾸 되새기며 오히려 미화를 시키는 것이다. 그러니 똑같은 만남과 이별을 반복하는 오류를 범하게 된다. 누구를 사귀더라도, 그 어떤 왕자님이나 공주님을 만나더라도, 화가 나고 답답하고 아니꼬운 점들이 분명히 보인다. 예수님, 부처님과 결혼하더라도 자신과 맞지 않는 부분은 분명히 존재한다. 사실 안 좋게 보려고 하면 한없이 안 좋게 보인다. 그리고 그 이유 때문에 힘들고 싸우고 헤어졌다는 것을 기억하자. 이렇게 안 좋은 점들을 되새겨 보면 그리워하는 마음이 쉽게 사그라진다.

세 번째는, 일부러 꽉 찬 스케줄 환경에 자신을 몰아붙인다거나, 자신만의 취미 활동에 몰입한다던가, 일에 집중하는 것이다. 이렇게 외부적인 환경에 의해 몸과 마음이 소모되면 쓸데없는 감정에 휘둘리지 않게 된다.

아직 헤어진 사람에 대한 색정에 빠져 있거나, 앞으로 이별을 경험할 사람들이라면, 이런 다양한 방법을 시도하여 적극적으로 색정 후유증에서 빠져 나오길 바란다.

> "아마도 우리는 사랑을 찾고, 발견하고,
> 잃어버리는 일을 반복하기 위해 태어난 것일지도 모른다.
> 매 사랑마다 우리는 새로 태어나고, 매 사랑마다 우리는
> 새로운 상처를 받는다. 나는 자랑스러운 상처투성이다."
> ―이사벨 아옌데(Isabel Allende, 1942, 칠레 작가)

5
섹스 등가교환의 법칙

어떻게 섹스어필을 할 것인가?
섹스어필은 단순히 매력적인 외모나 섹시한 몸매로 하는 것이 아니다. 그 사람의 됨됨이, 성격, 두뇌, 능력, 말투, 특유의 매력, 스타일, 직업, 재산 등 사실상 모든 것이 섹스어필의 수단이 될 수 있다. 뇌섹남이라는 말도 있듯이 섹스의 매력은 반드시 외모에서만 나오는 것이 아니다. 무능한 사람은 누가 보아도 무능하고, 매력 있는 사람은 누가 보아도 매력적이다.

누가 봐도 외모가 정말 별로인 남자 연예인이, 과연 일반인과도 사귈 수 있을까 싶을 정도였는데 예쁜 톱스타와 결혼한 경우도 흔하다. 또 어떤 사람은 스펙도 없고 수입도 평범한데 재벌가와 결혼을 하기도 한다. 이는 외모나 능력의 레벨만이 사랑의 기준은 아니라는 명백한 증거이다.

사람의 매력은 다양한 곳에서 뿜어져 나온다. 그러니 어떤 매력이라도 어필이 되면 그 사람에 대한 평가를 하게 되는 것이다. 얼굴, 몸, 성격은 전혀 관심이 없지만 랩이나 노래를 잘하는 모습에 성적 끌림을 느끼고 결혼까지 하겠다는 경우도 있으며, 반대로 이성의 스마트한 두뇌와 일 처리 능력에 섹시함을 느끼고 결혼마저 허락하는 경우도 있다.

가진 것은 없어도 긍정적인 사고와 항상 파이팅 넘치는 에너지와 상대방을 즐겁게 해 주는 자신감을 가진 사람에게 호감을 느낄 수도 있고, 아니면 말을 잘하는 매력에 호감을 느껴 사귀고 결혼하는 사람도 있으며, 신앙적으로 탄탄한 믿음의 모습에 신앙 동질감을 느껴 결혼하는 경우도 있다.

이처럼 단순히 눈에 보이는 매력이 없더라도 자신만의 매력을 키워 주는 것이 섹스, 연애, 결혼의 징검다리가 될 수 있다. 분명 사람은 누구에게나 각자가 지닌 고유의 금수저가 있다. 돈이 많은 것만을 금수저라고 하지 않는다. 학력 금수저, 외모 금수저, 말발 금수저, 성격 금수저, 노래 금수저, 댄스 금수저, 체력 금수저, 두뇌 금수저, 재치 금수저, 몸매 금수저, 매력 금수저, 노력 금수저, 작곡 금수저, 책 쓰는 금수저, 금융 금수저, 눈치 금수저, 용기 금수저, 인내 금수저 등 셀 수 없이 다양하다. 사실 금수저라는 것은 자신의 달란트를 잘 살리는 것이다. 그러니 자신이 부여받은 달란트를 금수저로 잘 갈고닦고 실현시켜야 금수저 배우자를 만날 확률이 높아진다. 금수저는 금수저끼리 만나고 싶어 한다. 금수저가 흙수저를 만나면 결국 누군가는 희생을 하거나 삶의 보조를 같이하기 힘든 경우가 많기 때문이다. 그러니 자신만의 금수저 레벨을 높이도록 하자. 당신은 분명히 어느 쪽에서든지 금수저인 부분이 있다. 당신의 금수저는 무엇인가?

*"섹스어필이란 50%는 당신이 가진 것이고,
50%는 당신이 가졌다고 사람들이 믿는 것이다."*

― 소피아 로렌(Sophia Loren)

음식과 섹스의 상관관계

 당신 남자친구의 정액에서 비린 냄새가 난다면, 그 남자는 분명 삼겹살, 소고기, 스테이크 등 고기 위주로 먹었을 것이다. 과일이나 야채 위주로 먹었다면 상큼한 향이 날 것이다. 레몬 디톡스라며 레몬즙을 많이 먹은 남자친구는 정액에서 레몬의 향이 날 것이다.
 이는 먹는 음식이 정액에 영향을 준다는 사실을 보여 준다. 먹는 음식이 좋으면 좋을수록 양질의 정액이 생성된다. 그래서 여성들이 내 남편이 먹는 음식에 유난스러울 정도로 신경을 쓰는 것이다. 결국 남편이 먹는 것은 곧 좋은 정자와 정액을 생성하고, 건강한 아이를 위함이기도 하며, 곧 내가 흡수하는 것이기 때문이기도 하다.

 성욕을 증가시키는 음식들이 있다. 보통 매운 음식이다. 청양고추나 마늘같이 고단백, 고영양 음식은 사람의 성욕을 증진시킨다. 성욕이 너무 없는 여성 혹은 남성이라면, 레몬 한 개의 생즙을 먹고 마늘이나 청양고추를 고단백 삼겹살에 쌈을 싸서 먹어 보자. 레몬은 피를 맑게 하고 심장의 근육을 강화시키고 피의 혈액순환에 도움을 주어, 온몸에 세포를 활성화시키는 데 큰 영향을 끼친다. 이는 곧 성욕과도 연관된다. 하루에 레몬 한 개가 적당하다. 그 이상은 오히려 독이 된다. 반대로 성욕이 너무 많은 사람이라면, 위에 매운 음식을 피해 보자. 음식은 섹스의 능력에 상당한 영향을 미친다. 제대로 잘 먹지 않는 사람은 섹스에서도 힘을 발휘하지 못한다.

전쟁이 났을 때, 군사들을 잘 먹이는 이유는 잘 먹는 것이 곧 전투력과 연관되어 있기 때문이다. 전쟁을 승리로 이끌기 위해서도 보급로와 군량미는 무엇보다도 중요하다.

마찬가지로 섹스에서도 먹는 것은 상당히 중요하다. 먹지 않고 섹스를 한다는 것은 촛불같이 연약한 힘으로 섹스를 하는 것이다. 용암 같은 에너지는 잘 먹고 잘 자고 잘 운동하고 그렇게 관리한 건강한 몸에서 나온다. 내 남자가 잘 먹는 모습이 유독 보기 좋고 행복한 것은 모든 여성들의 공통점이다. 그건 나를 위해 싸워 줄 힘이 그만큼 많다는 뜻이기 때문이다. 대체로 잘 먹는 사람이 섹스에서도 강하다. 그렇다고 뚱뚱한 사람이 섹스를 엄청나게 잘한다는 뜻은 아니다. 항상 모든 것은 과하면 오히려 독이 된다.

마른 장작의 화력이 세다는 말은, 반은 맞고 반은 틀리다. 마른 사람은 기본적으로 몸에 지방이 없기 때문에 혈액순환이 빠르다. 그래서 남자의 경우 단단한 발기력과 보다 자유로운 몸놀림이 가능하다. 이는 운동을 굉장히 열심히 했는데도 마른 사람인 경우에 해당하는 것이지 운동은 하지 않고 그냥 마른 체형은 체력이 달리니 화력이 좋을 리가 없다.

 오히려 적당히 지방도 있고 근육도 있는 밸런스 잡힌 체형에서 강력한 섹스 정력남이 많다. 세계 보디빌딩 대회에서 1등을 할 만큼의 근육을 가진 남성의 정자는 일반 남성에 비해 질이 떨어질 확률이 상당히 높다. 몸의 에너지가 근육 만들기에 올인 되기 때문에 정액에 쓸 힘이 없다. 체력은 근육을 유지하고 장기는 닭 가슴살을 분해시키고 찢어진 근육을 회복시키는 데도 이미 지쳐 있어 정액까지 제대로 신경 쓸 여력이 없다.

 여성들은 본능적으로 마른 체형을 선호하지 않고, 반대로 과도하게 울긋불긋한 근육이 가득한 보디빌더의 몸을 선호하지 않는다. 적당한 근육에, 잔근육이 보일 정도의 적당한 체형을 선호하는 것은 그런 체형의 남성이 가장 건강한 정자를 생성하고 있고 섹스에서 정력가이기 때문임을 본능적으로 알고 있는 것이다.

7
섹스 근육은 상체보다 하체!

　섹스를 위해서는 남자, 여자 모두 엉덩이 근육을 강화시켜야 한다. 보통 섹스라고 하면, 허리가 강해야 된다고 생각한다. 그러나 실질적으로 강하고 튼튼해야 되는 곳은 허벅지와 엉덩이다. 허벅지와 엉덩이가 강해야 섹스에도 강하다. 단단해지고 커지는 발기력은, 사실상 피가 단단히 응집된 형태이다. 결국 빠르고 강력한 혈액순환과 심장이 튼튼해야 한다는 것인데. 평소 흡연과 과한 음주를 일삼게 되면 발기력과 남성호르몬이 저하된다. 과도한 스트레스나 과도한 운동 또한 섹스에서 자신을 약하게 만든다. 여성이 본능적으로 축구 선수에게 성적 매력을 느끼는 것도 같은 이유에서다. 그런데 여담으로, 내 주변의 유명 여성이 축구 선수를 사귀어 봤는데 섹스를 할 때 상당히 짜증났다고 했다. 이유를 물으니, 너무 빨리 사정해 버리기 때문이란다. 이렇듯 하체가 튼튼하다고 무조건 섹스에 강한 것은 아니다. 웃기겠지만, 남성이라면 사정할 것 같은 순간에 슬픈 생각이라도 떠올려 사정 시점을 조종할 수 있는 정신력도 필요하다. 평균 이상의 섹스 시간을 끌고 가고 있다면 당신의 남자는 속으로 애국가를 부르고 있을 수도 있다.

특히 섹스를 할 때, 힘이 빠지는 남성은 폐활량이 낮고 몸의 전반적인 근육이 약하기 때문이다. 이는 남성호르몬과 관련이 있다. 남성호르몬이 적게 분비되거나 약하게 분비되는 남성의 경우 발기력과 신체의 전반적 에너지가 떨어진다. 남성호르몬 수치를 높이는 가장 좋은 운동이 하체 운동이다.

보통 여성들이 어릴 때는 꽃미남 같은 남성을 좋아해서 몇 번 만나보거나 경험해 본 뒤에는, 오히려 전혀 다른 스타일의 남성을 찾고 좋아하게 되도록 바뀌는 경향이 짙다.

남자 아이돌을 만났던 한 친구는 꽃미남처럼 여성스러운 분위기의 남성을 좋아했지만, 잠자리에서 그 실체를 확인하였는데 짜증나고 답답하고 만족스럽지 않았다고 했다. 그래서 다음부터는 남자답게 생기고, 체격도 있고, 키도 크고, 운동한 몸을 가진 남자를 찾게 된다고 했다.

왜 꽃미남들이 유독 섹스에 약한 거냐고 묻는다면, 나는 이렇게 대답한다. 선이 곱고 몸이 야리야리한 예쁘장한 남성들은 기본적으로 남성호르몬이 적게 분비되고 있다고 볼 수 있기 때문이다. 남성호르몬은 남성의 얼굴, 체형, 골격, 성기, 성격, 발기력, 정자 생성, 열정 모든 것에 영향력을 끼친다. 남성호르몬이 적게 분비되는 남성은, 성기의 크기나, 발기력, 지속력, 체력, 에너지 수준에서도 약할 수밖에 없다. 즉, 남성호르몬이 약한 남성에겐 섹스의 만족을 기대하기 어렵다는 뜻이기도 하다.

– 성숙한 여성들의 성적 판타지, 머슴 스타일

여성들이 처음에는 자신과 비슷하거나 자신의 마음과 성격을 다 이해하고 헤아려 주고 소통할 수 있다고 하면서, 자신처럼 호리호리하고, 하얗고, 곱상한 외모의 아이돌형 남성을 선호하는 경향이 있다. 그러나 이런 성향은 섹스에 눈을 뜨고 난 이후부터 완전히 달라진다. 섹스에서 영향력을 미치는 호르몬은 남성호르몬이다. 남성호르몬이 부족한 남성은 섹스에서도 약하다. 이는 여성이 섹스를 할 때 깨닫게 된다. 그때부터 어깨가 넓고 키가 크고 다부진 남성처럼 남자다운 사람에게 눈길이 쏠린다. 전부 다 그렇다는 것은 아니지만, 성적 능력은 외형으로 어느 정도 가늠되기 때문이다. 일단 남성호르몬이 많이 분비된 체형은 관상학적으로도, 체형적으로도 다르다. 눈빛은 날카로워지며, 윗입술은 얇아지고, 눈썹 뼈, 광대 뼈, 턱 등 얼굴의 모든 뼈가 발달하며, 어깨도 발달한다. 거기에 목소리는 낮아지고, 성격은 공격적으로 바뀐다. 여성들은 본능적으로 아는 것이다. 이 남성이 성적으로 강한 남성이라는 것을 말이다. 본능적으로 안다.

- 테스토스테론 vs 에스트로겐 섹스 선택의 맞대결

남성을 대표하는 남성호르몬 테스토스테론과 여성을 대표하는 여성호르몬 에스트로겐이 존재한다. 물론 남성에게도 에스트로겐이 분비된다. 여성에게도 테스토스테론이 분비된다.

코가 크면 성기도 크다. 손가락이 길면 성기도 크다는 속설이 있다. 그러나 가장 확실한 것은 키다. 키와 성기는 비례한다. 거인의 성기와 소인의 성기는 다를 수밖에 없다. 파이터 김동현이나 추성훈, 최민수, 차인표의 얼굴은 남성호르몬이 극단적으로 많이 분비된 얼굴이라 할 수 있겠다.

그런데 여기서 한 가지 딜레마가 생긴다. 남성호르몬이 많이 분비된 남자일수록 독단적이고, 이기적이고, 공감 능력은 약하고, 자아가 강하기 때문에 이 남성을 통제할 수 있을지에 대한 의구심이 생긴다. 또한, 성적 욕구가 많아 바람을 피우거나 나에게 온전히 헌신하지 않을 것 같은 불안을 준다. 여성은 그 남성과 편안하게 소통하고, 자신과 자신의 가정을 관심 있게 돌볼까 하는 걱정이 본능적으로 생긴다.

그렇기 때문에 여성의 경우 지나치게 성 욕구가 강하고 바람피우는 남자를 선택할 바에야, 차라리 적당히 남성호르몬이 분비되고, 나와 가정을 지키고 돌볼 수 있는 적당량의 테스토스테론형 남성과 결혼하는 비율이 상당히 높다. 물론 남성호르몬 수치가 높다고 다 바람을 피우거나 성적 욕구가 많은 것은 아니다.

8

최고의 쾌락을 주는 섹스; 섹스 후의 즐거움

섹스를 하는 순간에만 즐겁고 그 후에는 즐겁지 않다면, 그 섹스는 반쪽짜리 섹스다. 섹스의 여운을 길게 가지려면 상호 간의 노력이 필요하다. 보통 육체적 쾌락의 여운을 짙게 하려면 필요한 노력들이 있다. 예를 들어 여성이 남성의 페니스를 손으로 사정시키는 경우, 사정 후에도 5초간 계속 피스톤 운동을 해 주는 것이 좋다. 이런 배려는 남성에게 크나큰 느낌의 차이를 준다. 사정했다고 페니스에 손을 바로 떼어 버리면 여운을 짙게 할 수 없다. 또한 남성이 위에서 피스톤 운동을 하고 있는 정상위의 경우, 남성의 유두를 두 손으로 자극시켜 발기와 흥분에 도움을 주는 것이 좋다. 남성에게도 가슴은 성감대가 될 수 있기 때문에 발기와 피스톤 운동에 영향력을 끼친다.

여성의 경우, G스팟이 되는 각자만의 포인트 지점이 있다. 개개인에 따라 다르기 때문에 어느 지점이 포인트가 되는 핵심 지점이라고 확정

할 수는 없다. 그러나 그 포인트인 부분을 잘 찾아 여성이 원하는 강도와 속도로 손으로든 페니스로든 만족을 주기 위해 노력해야 한다. 육체적인 기본 공략법은 정밀한 이중 타격이 필요하다는 것이다. 페니스 운동을 하면서 동시에 유두를 함께 자극시키고 있다든가, 페니스로 포인트인 부분을 잘 공략하면서 손으로 클리토리스를 함께 자극시켜, 자극을 배로 만드는 방법도 섹스의 여운을 짙게 한다. 이렇게 정밀한 이중 타격이 섹스 후의 즐거움을 배가되게 한다. 그러나 이러한 방법은 손과 성기 둘 다 신경을 써야 하기 때문에 발기력에 지장을 줄 수도 있다. 그러니 자신의 능력이 닿는 대로 하면 된다.

남성 역시, 성기라고 해서 다 같은 성적 민감 분포도가 있는 것은 아니다. 버섯 모양 귀두의 신경이 가장 예민하다. 그곳을 손으로 감싸 쥐듯 한 번씩 쓰다듬어 준다든지, 손으로 부드럽게 피스톤 운동을 해 준다든지, 손으로 만져 주면서 동시에 가슴을 애무해 준다든지 하는 정밀한 이중 타격이 이뤄지면 남성도 빠른 사정과 깊은 만족도를 느낀다.

그러나 최고의 섹스는, 육체적인 기술보다는 정신적인 감성 작용이 더 강하다. 섹스 후, 남자친구가 한마디 말없이 휙 등을 돌리고 자 버린다든지, 섹스 전후의 태도가 다른 듯한 모습을 보이면, 서운하고 기분도 안 좋아지게 된다. 그래서 섹스 후 사랑한다고 말하든지, 힘들지 않았냐고 종아리나 어깨를 1초라도 주물러 준 다음 코 골며 등 돌리고 잠들자. 이는 여성에게도 해당된다. 남자친구가 섹스 후 샤워를 하러 갔을 때, 수건을 꺼내 챙겨 주는 여자친구에게 깊은 배려와 나를 챙기는 구나 하는 감동을 느끼고 정신적으로 사랑과 고마움을 느낄 것이다. 이렇듯 작은 행동 하나에서도 사랑을 느끼는 것이 섹스 후의 만족도이다.

"정말 확실히, 완전히 사랑에 빠지기 위해서는
본인이 사랑과 보살핌을 받고 있으며,
사랑을 격려하고 있음을 진심으로 믿어야 한다."
– 마리오 베네데티(Mario Benedetti, 1920-2009, 우루과이 작가)

9

쾌락 지향론자의 불행

 마약이 그렇듯이 사람은 오늘 어떤 자극을 받았다면, 내일은 더 큰 자극을 받길 원한다. 그러나 정작 자신은 그만큼의 노력과 열정을 발휘하지 않는다는 것이 문제다. 인생은 10의 쾌락과 90의 노력 비율이 가장 좋다고 본다. 반대로 노력을 10만큼 하면서 쾌락을 90만큼 받길 원한다는 것은 스스로 무덤을 파는 형세가 된다.

 인생은 참 청개구리 같다. 즐거움의 저 끝에는 고통이 따라오고, 고통의 끝에는 즐거움이 따라온다. 지금 놀고 즐기는 것이 자신의 인생을 행복하게 만들고 도움을 주는 것이라면, 부모님들은 자식들에게 지금 당장 놀고 즐기고, 나가서 마음껏 이성 친구들을 사귀고 섹스를 하든, 임신을 하든, 결혼을 하든, 너희들 마음대로 하라고 했을 것이다. 그런데 부모님은 살면서 그게 잘못된 방향임을 뼈저리게 느끼고 체득했기에 자식들에게 진정한 행복을 주고자 그렇게 공부하라고, 꿈을 위해 노력하라고, 뭐라도 좋으니 네가 좋아하는 꿈이나 일을 위해 재능을 키우라고 입이 닳도록 말하는 것이다.

청소년들은 알아야 한다. 부모님들이 무조건적으로 이성 친구와의 교제를 방해하고 성생활을 반대하는 것이 아니라, 장기적인 인생을 두고 봤을 때 정말 누구보다도 자신들의 행복을 원하고 있는 사람이 바로 부모님이라는 것을 말이다. 그것을 위해 그렇게 잔소리를 하는 것이다. 그러니 부모님들이 자신들을 무시하고, 자신이 좋아하는 이성 친구와의 교제를 방해한다고 반항하고, 그 반감에 어긋나게 빠지면 자신의 인생에 중요한 순간이 틀어져 버리는 것이다.

부모님들은 왜 청소년기에 그토록 공부하라고 했는지, 선생님들은 왜 꿈을 가지라고 입이 닳도록 얘기하셨는지, 왜 책을 보고 읽으라고 얘기하셨는지… 나는 20살 때 막노동이며 서빙 아르바이트며 온갖 일을 해 보고 나서야, 그리고 에로배우였지만 연예인부터 시작해 모든 부류의 여성들을 만나 보고 이제야 서른이 다 되어 가는 나이에 이르러 어른들의 잔소리에 대한 진정한 의미를 알게 되었다. 나는 지금이라도 그 의미를 깨닫고 하루하루를 나 자신의 쾌락이나 즐거움으로 채우기보다, 꿈과 계획, 노력, 일로 가득 채우고자 노력하고 있다. 그런 노력들이 나중에는 진정한 즐거움과 쾌락을 가져다준다는 것을 알기에, 한 번이라도 치열하게 목숨을 걸 정도로 집중하고 노력하는 자세로 살아가려고 한다. 인생에 그런 시기가 없다면 제대로 된 삶의 의미도, 즐거움도 맛볼 수 없다.

진정한 쾌락과 행복한 섹스는, 날마다 자신의 꿈과 계획 그리고 단기적 목표에 치열하게 목숨을 걸고 노력하며 나아지는 데에서 온다. 내가 더 나은 사람이 되지 못하면, 쾌락은 고통이 될 것이다. 그러나 쾌락을 담는 그릇이 작아 깨져 버리는 사람이 되지는 말자. 자신의 그릇의 크기를 키우고 더 많은 행복과 즐거움, 양질의 쾌락을 담을 수 있는 것이 답이다. 그릇이 작아 마약이나 도박, 섹스 중독 등에 허덕이며 말라 가는 사람이 된다면 불행한 인생의 말로만이 나를 기다리게 된다. 자신의 능력이 커지고 삶이 다양해지면, 모든 것들은 스스로 통제가 가능한 즐거운 쾌락이 될 수 있다. 섹스도 여유로워지고 그 외의 여행이나 모임 등도 행복할 수 있지만, 그러나 무능하고 못난 내가 즐길 수 있는 쾌락이란 음지에서 중독이 되어 가는 것들뿐이다.

10
여자의 오르가슴이 어려운 이유

사실 대부분의 여자들은 오르가슴을 모르고 살아가는 경우가 많다. 오르가슴에 다다를 듯 말 듯 애매하게 느끼는 유형도 많다. 도대체 여자의 오르가슴은 왜 이토록 힘든 것일까? 그것은 바로 자신의 성욕이나 성적 만족을 드러내지 않아야 한다는 무의식에 사로잡혀 있기 때문이다.

소위 여자가 밝히면 걸레, 여자가 사정하면 변태녀, 이런 식의 사고방식으로 자신을 옥죄어 놓았기 때문이다. 예전부터 우리나라에서 여자들은 순결과 인내와 정절을 미덕으로 삼아 왔다. 그러니 섹스에 대한 언급조차도 부끄러워한다든가 자신의 욕구 자체를 무시하고 살아가는 것이 당연해지는 것이다. 그러나 정신적으로 불편한 상태로는 오르가슴에 도달하기 어렵다. 성행위 동안 어떤 요구나 자신을 위한 시도도 없이 수동적으로 임하기 때문에 섹스도 밋밋할 수밖에 없는 것이다. 이렇게 스트레스가 많은 상태이거나, 긴장 상태에서의 섹스는 오르가슴을 느끼지 못하게 한다. 남자들도 괜히 소변볼 때 바로 옆에 사람이 있거나, 누군가 보고 있으면 신경이 쓰여 소변이 나오지 않기도 한다.

이게 참으로 딜레마다. 그렇다고 여자 자신이 자유로운 상태로 원 없이 섹스를 즐기자니, 남자가 나를 어떻게 생각할까 하는 시선 의식이 생기게 된다. 여성들도 남성들만큼이나 성적 욕구가 있고 즐기고자 하는 마음이 있지만, 대한민국 사회에서 여성들에게는 남성보다 엄격한 성적 도덕 수준이 적용된다. 또한 섹스 후 임신의 가능성은 여성에게 있기에, 섹스 후 남성이 '나 몰라라' 할 수 있는 가능성마저 섹스를 즐길 수 없게 만드는 정신적 요인으로 작용된다.

A 여성은 오르가슴을 느끼고 사정하는 것을 원하는데 혹시나 남자친구에게 더러운 여자로 느껴지게 될까 하는 생각이 오르가슴을 방해한다고 했다. 게다가 남자가 사정을 할 때 자신에게 오줌을 싸는 것 같아 기분 나쁘기도 하다는 것이다. 이런 경우는 성행위 자체에 대한 무의식적인 거부가 있고 그래서 더 소극적이 되는 경우이다.

B 여성은 오르가슴을 잘 느끼는 체형인데, 한 번의 섹스만으로도 오르가슴을 3~5번까지도 느낄 수 있고, 자극이 강렬할 때는 괴물 소리가 나고, 전혀 다른 세계에 온 듯한 형용할 수 없는 기분을 받는다고 했다.

C 여성은 "오르가슴이 있긴 있어요? 존재하긴 하는 건가요?" 하며 되묻기도 했다. 이처럼 오르가슴이 대체 뭔지 알 수 없다는 듯한 표정으로 대답하는 여성들도 있다.

D 여성은 아… 될 듯 말 듯… 조금만 더 어떻게 하면 될 것 같은데 그게 잘 되지 않아서 시원하지 못하고, 결국 오르가슴을 못 느끼면 오히려 답답하고 섹스 후에도 욕구 불만이 남아 있는 경우였다.

이처럼 오르가슴에 대한 여성들의 반응과 체험은 모두가 다르다. 이 오르가슴을 방해하는 요소는 다양하게 설명될 수 있다.

만약 남성이 임신하는 신체 구조였다면, 여성보다 남성이 섹스에 더 방어적으로 나왔을 것이다. 그만큼 임신이 준비되지 않은 상황에서의 섹스는 정신적으로 여성의 오르가슴을 방해하는 것 중 하나의 요소가 된다. 또한 자신의 질 안에서 냄새가 나지 않을까 신경 쓰고 있는 여성의 상태라면 오르가슴이 잘 느껴지지 않는다. 생각보다 여성들은 준비되어져야 할 상황이 많다. 겨드랑이 털도 신경 쓰이는 것이 여성의 마음이다.

섹스에만 집중해도 오르가슴이 제대로 느껴질까 말까인데, 다른 곳에 신경 쓰이는 상황이라면, 오르가슴을 느끼기란 더욱 힘들다. 게다가 여성은 동시에 여러 가지를 생각하고 할 수 있는 멀티 기능이 되기 때문에 더욱더 오르가슴이 어렵게 느껴질 수 있다.

이는 여성의 문제만은 아니다. 남자 역시 발기가 잘되다가도, 막상 발기가 되어야 하는 상황에서, 너무 긴장한 나머지 잘되지 않는 경우도 있다. 섹스를 압도적으로 잘해야겠다는 부담감을 느낀다면, 오히려 발기를 방해하고 섹스를 망치는 경우가 많다. 사정을 해도 오르가슴을 제대로 느끼지 못한 채 그냥 사정되는 경우도 있다.

우리의 고정관념이나, 자잘한 걱정거리, 각종 스트레스는 오르가슴을 방해한다. 그러나 이런 것들에 정신이 팔리면 섹스에 집중할 수가 없다. 그러니 섹스를 할 때에는 일단 잡생각들을 머리에서 비우고 스스로를 정말 즐길 수 있게 해 주자.

11
섹스 명기의 존재 유무

사람은 각자마다 고유의 특성이 있다. 질 내부의 주름, 깊이, 압력, 크기, 다양한 요소들이 하나로 뭉쳐 명기의 여부를 결정짓는다. 명기는 존재하긴 하는 걸까? 존재한다면 무엇을 명기라고 부르는 것일까? 그러나 어떤 느낌이 명기라고 딱 특정 지어서 말할 수는 없다. 심지어 여성의 질의 모양은 컨디션에 따라 다르게 변형되기도 한다. 같은 사람인데도 여성의 컨디션에 따라 남성에게 주는 느낌이 다르게 나타나기도 한다. 그래도 굳이 명기의 정의를 내려 보자면,

- **A.** 토네이도(Tornado): 회오리처럼 휘감아 빨아 들어가는 명기
- **B.** 선샤인(Sunshine): 따뜻한 느낌으로 밀착해 감싸 안는 여성스러운 명기
- **C.** 프레슈어(pressure): 강한 압력에 기분 좋게 조여 뽑아내는 듯하게 압도하는 명기
- **D.** 쓰리파이브(Three&Five): 질 내의 주름으로 인해, 한 번의 피스톤 움직임에도 이미 3~5번의 피스톤을 한 듯한 느낌을 주는 명기
- **E.** 믹스(Mix): 여러 느낌이 조합되어 혼합된 명기

대표적으로 위의 5가지의 명기가 존재한다. 어떻게 하면 이런 명기가 될 수 있을까? 어떤 노력을 하면 이런 명기를 가질 수 있을까? 안타깝게도, 이런 명기는 노력으로 만들어진다기보다, 타고나는 경우가 대부분이다. 노력으로 만들 수 있는 부분은 아니다.

예를 들어 내 몸매가 날씬해진다고 해서 명기가 되는 것은 아니다. 명기는 그저 그렇게 태어난 것이다. 명기는 천 명 중 한 명이 있을까 말까. 그러니 실망하지 말자. 모든 여성들은 기본적으로 우수한 질의 느낌을 가지고 태어난다. 나쁜 느낌을 주는 여성은 없다. 유별나게 특출한 인재가 간혹 있을 뿐, 명기는 환상 속의 신화나 드래곤 같은 존재라 실제로 만나 볼 확률이 많지 않다. 그보다는 내가 사랑하는 사람이 명기라고 생각하는 게 세상 아름답다. 서로 사랑하는 사람이 명기인 것은 축복받은 일이다. 그러나 내가 느끼기에 상대방이 명기가 아닌 것 같아도, 다른 누군가에겐 둘도 없는 명기가 되기도 한다. 명기도 제짝을 만나 명기가 되기도 하는 법이다.

남자들의 명기란 단단한 정도, 적당한 크기, 기둥 모양, 귀두 모양, 발기 유지력 정도가 조건이 될 수 있다. 남자들의 성기들 또한 가지각색이다. 성기가 무조건 크면 좋다는 생각이 있는데, 그것 또한 잘못된 생각이다. 여성마다 자신만의 명기가 되는 남성이 존재한다. 자신의 질이 넓고 큰 경우라면 큰 페니스를 지닌 남성과의 섹스가 꽉 채운 느낌과 기분 좋은 느낌을 선사할 것이다. 그러나 질이 적당한 크기의 여성에게 너무 큰 페니스는 아프고, 궁합이 맞지 않는 상태가 된다. 이때는 적당한 크기의 페니스를 지닌 남성이 그 여성에게 있어 명기이다. 질이 작고 신경이 질 입구 쪽에 몰려 있는 경우에는 오히려 작은 페니스를 지닌 남성이 자신에게 명기인 것이다.

남자들의 성기들 또한 가지각색이다. 남성의 성기는 다양한 모양으로 존재한다.

- 위로 휘어진 성기
- 아래로 휘어진 성기
- 옆으로 휘어진 성기
- 가로로 굵은 성기
- 세로로 긴 성기
- 귀두가 큰 성기

성기의 모양도 다양하다. 남성이 지닌 페니스의 모양대로, 여성과 지닌 G스팟과 맞게 떨어지는 체위나 자세, 포지션이 있다. 이를테면, 어느 커플은 정상위가 여성도 잘 느끼고 남성도 잘 느낄 수 있는 포지션이 되고, 여성을 옆으로 돌려놓고 정상위로 해야 둘 다 잘 느끼는 포지션이 되기도 하며, 여성상위로 해야 오르가슴이 도달하기 쉬운 포지션이 되기도 한다.

이는 발기가 됐을 때, 남성의 성기 모양을 잘 관찰하고 여성 자신의 G스팟이 어느 부분에 있는지 스스로가 자각한 후, 남성의 성기가 그 부분에 정확하게 닿게끔 할 수 있는 자세가 되어야 한다. 이는 같은 자세라 하더라도 여성이 허리를 들거나 내린다든지, 다리를 올린다든지, 몸을 살짝만 비틀어도 타격이 되는 지점은 달라진다.

그러나 신체 몸무게가 적정 수준을 넘어서 과체중을 넘어 버리게 된다면, 명기로 태어난 사람도 둔기로 바뀌는 법이다. 자신의 키와 몸무게에 맞게 적정 체중을 유지하는 것이 중요하다. 그러나 가장 중요한 것은 내가 사랑하는 사람에게 집중하는 것이다. 사랑하는 사람에겐 질이 움직이고 반응하기도 한다. 결론은 사랑하는 사람과의 섹스가 서로에게 명기가 되는 첫째 요건이다.

"명기를 찾지 마라. 당신이 지금 사랑하는 사람이 명기다."

12
명기가 되는 케겔 운동

섹스를 할 때 상대방의 신음 소리에서도 흥분을 느끼곤 한다. 그러나 이런 신음 소리만 있는 게 아니라 불쑥 불청객이 찾아오기도 한다. 섹스를 하다 보면, 예기치 않게 방귀 소리가 뻥뻥뻥 들리곤 한다. 이런 소리는 질 안에 공기가 들어갔다가 빠져나오면서 나는 소리다. 그런데 이를 잘 모르는 남성들은 처음엔 당황할 수도 있다. '내 여자친구가 섹스를 하는 와중에 이런 방귀를 뀐다는 말인가?!' 이렇게 오해를 할 수도 있다.

여성도 당황스럽긴 마찬가지다. 굳이 해명까지 하는 여성들도 많다. "공기가 빠져나가는 소리야. 방귀 소리 아니야." 이처럼 초대받지 않은 불청객인 방귀 소리가 섹스에선 꽤 빈번하게 발생된다. 특히 남성이 페니스를 뺐을 때 발생된다. 어떤 여성은 남자친구와 섹스를 하고 체위를 바꿀 때마다 공기 빠지는 방귀 소리가 심하게 나와서, 민망하다고 했다. "이게 내가 잘못한 거예요? 남자친구가 어떻게 삽입하기에 늘 공기 소리가 나오는지, 남자친구 페니스가 작아서 그런 거 같아요. 내가 피해자인데, 가해자가 된 느낌이에요. 공기가 들어간 상태로 피스톤 운동을 하려고 하면 아파서 불쾌하기도 해요"라고 했다.

그런데 차라리 이렇게 정말 공기 방귀 소리라면 오히려 다행이다. 섹스를 할 때, 실제 방귀가 나오기도 하기 때문이다. 섹스 시 역동적으로 활발해지는, 대장과 장의 기능이 평소보다 많은 움직임에 자극되어, 실제 방귀가 나오기 좋은 상태가 된다. 섹스를 하는 도중 방귀가 나오면 정말 난감하다. 청각과 후각의 테러가 일어나기 때문이다. 정말 자연현상이라고 치부하기엔, 극악무도한 경험과 참혹한 현장이 될 수도 있다. 그런데 또 여기서 방귀면 다행이지 설사가 나왔다면, 정말 지옥의 섹스 현장이 되어 버린다.

또 다른 한 여성은, "그날따라 몸이 힘들고 배가 아픈 날이었는데, 술에 취한 상태에서 남자친구가 워낙 집요하게 요구해 섹스를 하게 됐어요. 그런데 남자친구의 피스톤 운동에 괄약근이 약해지면서 나도 모르게 설사를 해 버렸어요. 그 뒤로는 살기 싫더라고요. 그냥 남자친구와도 헤어졌어요"라며 경험담을 털어놓았다.

정말 이런 일이 커플들 사이에 공공연하게 벌어지고 있다. 이를 평소에 막기 위해서 항문 근육을 단련시켜야 한다. 이는 남녀 모두에게 해당한다. 특히나 술 먹고 섹스를 하는 것은 웬만해선 피해야 한다. 술은 괄약근을 풀어 버리는 효력이 있다. 따라서 자신의 의지와 관계없이 실수할 확률이 높아진다.

평소 이를 예방할 수 있는 방법이 있다. 바로 항문을 조였다 풀었다 하는 케겔 운동이다. 남성의 전립선과 발기력 운동에도 도움이 되며, 여성들에게도 질의 운동성을 높이는 좋은 운동 중 하나이다. 장점은 언제 어디서나 할 수 있으며, 장소에 구애받지 않는다는 장점이 있다. 생각보다 힘이 많이 들어간다. 숨쉬기 운동 말고 비어 있는 시간에는 항문을 세게 조였다 풀었다 반복해 보자.

특히 운동 중에서는 요가, 필라테스 등이 성욕을 증진시키며 질의 운동을 포함하고 있다. 질 운동은 볼을 이용해서도 이루어지고 누운 자세에서 질에 힘을 주며 끌어올리고 내리는 반복 훈련 등이 있다. 미래에 일어날 참사를 미리 사전에 예방할 수 있는 방법은, 평소 자신의 괄약근을 강화해 강한 전사로 만들어 두는 것이다.

13

모든 스트레스는 섹스의 적

 운동을 과도하게 많이 하는 특전사나, 국가 대표 정도의 운동량을 소화해 내야 하는 경우, 성욕이 오히려 사라질 수 있다. 육체적, 정신적으로 과도한 스트레스가 오면 성욕은 도망가 버린다. 몸은 자기 보호 본능이 먼저라고 판단하기 때문에 그렇다. 남자들의 경우 과도한 직장의 스트레스나 운동 부족, 오랜 컴퓨터 작업으로 성기가 변형되거나 무정자증, 혹은 발기가 일시적으로 불가능해지는 경우도 있다. 성욕은 편안한 몸과 정신에서 발휘된다. 스트레스가 있는 상태로는 제대로 된 발기도, 지속력도, 사정도 제대로 이뤄지지 않을 확률이 높다. 그런데 아주 간혹 스트레스 수준을 넘어, 당장 거역할 수 없는 생명의 단절을 인지하면 오히려 성욕이 활성화되는 경우도 있다. 죽기 전에 자손을 남겨야 한다는 신호로 바뀌기 때문이다.

 당장 한 달 뒤 자신이 죽게 될 운명이라고 한다면, 지금 당장 놀자 모드로 섹스 파티를 열기 위해 미국이 어디냐, 홍콩이 어디냐고 하며 섹스를 즐기러 전 세계를 돌아다니고 있을지도 모른다. 그 상황에 놓인 사람에겐 그것이 옳은 선택이다. 절제가 아니라 흥청망청 사는 것이 옳은 선택으로 바뀌어 버린 것이다. 죽는 마당에 최대한 많은 곳으로 여행을 가고, 최대한 많은 것을 보고 느끼고, 해 보지 못한 모든 것들을 다 겪어 보고, 평소 먹지 못했던 맛있는 비싼 음식을 다 시켜 보는 것이다.

 3개월 시한부 선고를 받은 한 남성이 있었다. 결론적으로는 병원의 오진이었지만, 그는 시한부 선고를 받은 날부터 전 재산을 다 써 버렸다. 아무 계획 없이 돈을 다 써 버린 것은 후회되지만, 그래도 내가 쓴 것이니 후회는 없다고 했다. 이처럼 미래를 준비하기 위해 생각하면서 받는 스트레스는 성욕을 감퇴시키지만, 미래가 없는 스트레스는 오늘만 산다는 마음가짐을 주기 때문에, 오히려 성욕을 활성화시키기도 한다.

 항상 절제하며, 사치 부리지 않고 겸허하게, 미래를 준비하고 노력하며 사는 것은 분명히 칭찬받을 만한 꼭 필요한 자세다. 수명이 길어져 120세까지 산다고 한다면, 저축하고 급변하는 미래를 준비해야 한다. 그러나 모두가 절제만 하고, 쇼핑도 하지 않고, 놀지도 않고, 외식도 하지 않는다면 경제가 죽어 가게 된다. 무슨 경제 걱정이냐고 하겠지만 모두가 방어적으로 아끼기만 하면 사회 전체는 더 힘들어지게 된다. 돈도 적당히 쓰고 때로는 약간의 사치도 나의 인생과 경제에 도움이 된다. 그러니 여유가 있어 돈을 쓰는 사람들을 욕하지 말자. 그들은 사회라는 경제에 피를 돌게 하고 있다. 돈을 전혀 쓰지 않는 스크루지 같은 사람은 사회 전체의 입장에선 동맥경화의 원인이다.

14

애무를 잘 해 주지 않는 남자친구; 애무의 순서?

　남자친구가 애무를 해 주지 않는다고 하소연하는 여성은 생각보다 의외로 많다. 이는 남성이 당신을 많이 사랑하지 않는다기보다 남자에게는 발기라는 특성이 있기 때문이다. 실제 남성의 발기는 할 수 있는 조건이 까다롭기도 하고 현실적으로 사람의 에너지는 한정되어 있다. 애무에 너무 많은 에너지를 쏟으면 발기가 잘되지 않는다.

　그래서 애무를 열심히 하지 않고 발기에만 포커스를 맞추는 경우가 많다. 애무를 죽어라 열심히 했다 하더라도 결국 발기되지 않아서 혼나느니 차라리 짧은 애무로 욕을 먹고, 발기라도 제대로 하자는 취지다. 물론 애무도 열심히 하고 발기도 잘되면 좋겠지만 현실은 생각만큼 쉽지 않다. 남자가 이를 굳이 풀어서 설명하면 되지만, '사실 내가 힘이 달려서 애무하면 발기가 잘 안되니까 그냥 바로 삽입하는 거야'라고 자존심 때문에 말하지는 못한다.

군이 애무의 순서를 정하자면 남성이 여성에게, 그리고 여성이 남성에게, 그리고 그 후 삽입에 들어가는 것이 좋다. 성욕은 남자가 많을지라도 성적인 능력은 여성이 대통령 수준, 남성은 난민 수준이라 생각하면 된다.

애무에 온 신경이 집중됐기 때문에 갑작스럽게 발기가 잘되지 않는 것을 쉽게 설명해 보자면, 남성이 무거운 바벨로 운동을 하고 있는 상태에서, 발기시켜 보라고 하는 것과 비슷하다. 또한 남자친구와의 섹스에서 꼭 콘돔을 착용해야 한다고 주장하는 여성들에게는, 남자친구가 더욱 애무를 피해 갈 확률이 높다. 콘돔을 끼면 남성이 사정을 잘 못하는 경우도 있고, 느낌이 제대로 전해 오지 않아 발기가 맥없이 풀려 버리는 경우가 많기 때문에, 애무는 생략하고 에너지를 최대한 페니스에 집중하는 경우가 생긴다. 특히 성기 애무는 시각적으로 상당히 야하지만 더 많은 애로 사항이 따른다. 애무는 이렇게 자신의 성향이나 능력에 따라 달라질 수밖에 없다.

"섹스는 침대 위에서보다 영화나 책으로 볼 때 더 흥분된다."

– 앤디 워홀(Andy Warhol)

15

섹스를 하고 싶어도 뒤로 미루는 남녀의 속사정

'모든 남자들은 항상 섹스하고 싶어 하지 않아?'라고 생각한다면 큰 착각일 수 있다. 남자들도 사랑하는 여자와의 섹스를 거부하거나 뒤로 미루는 일이 생기곤 한다. 예를 들어 여자친구가 하고 싶어질 때까지 기다려 주어도, 여자친구가 섹스를 해 주지 않는다면 남자는 혼자 자위를 하게 된다. 그런데 꼭 하필 그 타이밍에 여자친구가 하자고 하는 경우가 꽤 흔하게 발생된다. 이때 남자는 섹스를 하고 싶은 생각이 없다. 섹스를 할 몸의 상태도 아니다. 그러니 당연히 피하게 된다. 남자친구가 거절할 때는, 기본적으로 몸 안에 정액이 부족하거나, 섹스를 해도 제대로 잘할 수 없다고 본능적으로 자신의 컨디션을 알 때 거절하는 경우가 많다.

자위와 비교해서 섹스는 남자가 발산해야 하는 에너지 레벨 수준이 다르다. 또한 내일 중요한 미팅이나 회사 사업 업무가 있을 때, 경기 시합이 있을 때, 심혈을 기울여야 하는 일이 빠른 시일 내에 있다면 섹스를 피하는 경향이 있다. 이는 섹스를 하면 몸 안에 에너지가 빠져나가 일에 집중할 수가 없는 상태가 되기 때문이다. 전심전력으로 모든 에너지를 쏟아부어야 하는 일이 진행 중이라면 섹스를 피할 가능성이 높다.

특히 운동선수들의 경우 시합 전에는 섹스를 금지하는 감독의 지침은 동서를 막론하고 암묵적인 룰이 되어 있다. 섹스를 하면 긴장이 풀리고 '다~ 이루었도다!'라는 편안한 마음이 된다. 이러한 마음 상태는 승패를 가르는 중요한 상황에서 전투력과 투지를 떨어뜨리게 만든다.

여성들 역시 남성과의 첫 섹스에서 거절하는 이유는 실로 다양하다. 너무 쉽게 나를 허락하면, 쉬운 여성으로 생각할까 봐 미루기도 하고, 나의 가치를 높이기 위해 섹스를 거절하기도 한다. 이 정도로는 나를 가질 수 없다는 것을 알리기 위해 참기도 한다. 여자가 "우리 너무 빠른 거 같아"라고 거절하는 것은 남성에게 쉽게 보이지 않기 위해서이다. 또는 남자에 대한 확신이 없는데 섹스 후 나에 대한 사랑이 식거나 도망갈까 봐, 그 전에 좀 더 확실한 사랑을 확인하고 싶은 이유에서도 있다.

여성들에게는 그날 화장하고 먹고 입은 옷, 모든 것이 신경 쓰인다. 오늘 남자친구에게 잘 보이기 위해 엉덩이 뽕 팬티나, 뽕 브라를 착용한 경우 남자친구에게 A컵인 사실을 들킬까 섹스를 하지 않겠다고 선언하는 경우도 있다. 굳이 섹스를 하더라도, 상의는 벗지 말고 하자는 웃긴 상황이 생길 수도 있다.

여성들에게 메이크업이란 생명과도 같아서 화장품은 그녀들 곁을 떠나지 않는다. 보통, 화장 전과 후의 차이가 너무 심해, 혹시 맨 얼굴을 보여 주게 될 위험이 있는 섹스를 피하는 경우도 있다. 혹은 최근에 너무 많이 먹어 뱃살이 늘어지거나 팔뚝 살이 심하게 올라와 있는 경우 셀룰라이트가 보이면 실망하지 않을까 싶어 살을 빼기 전까진 섹스를 피하기도 하며, 겨드랑이나 몸의 제모가 제대로 이뤄지지 않은 경우 털을 보여 줄 수 없어 섹스를 거부하기도 한다.

몸에 특유의 향이 많이 분비되는 여성은 향수가 없단 이유로 섹스를 미루기도 한다. 물론 남자친구에겐 그렇게 말하지 않겠지만 말이다. 여성은 머리카락을 한 번 감으면 감는 것도, 말리는 것도 보통 일이 아니라서 씻는 것을 귀찮아할 수 있다. 남자친구를 만났는데, 며칠 감지 않은 머리에서 냄새가 날까 봐 섹스를 기피하는 경우도 있다. 혹은 자신의 질 내에서 냉이 나오거나, 질 안의 컨디션이 좋지 않다면 섹스를 꺼리는 경향이 있다. 생리 기간이라 피가 나오는 날에도 마찬가지다.

이처럼 여성들에겐 작은 것도 신경 쓰이는 부분이 많다. 물론 둔감한 여성들도 있겠지만, 작은 것 하나까지 신경 쓰이는 여성들이 더 많은 것은 사실이다. 이러한 여성들의 예민한 마음을 이해해 주는 것이 중요하다. 여성이 실수한 부분을 대놓고 지적한다거나, 자신의 불안함을 증폭시키는 남성은 아무리 잘나갈지라도 여자는 마음을 열지 않는다.

"섹스는 매우 개인적인 관계로 이루어지고,
매우 친한 분위기 속에서 이루어지지 않으면 안 된다.
자기를 컨트롤할 수 없을 것 같은 경우에 있어서는
섹스를 하면 안 된다."

− 《탈무드(Talmud)》 중에서

16
섹스하고 싶게 만드는 사람의 DNA

여성들이 섹스하고 싶은 남성은 어떤 특징을 지녔을까?
남성들이 섹스하고 싶은 여성은 어떤 특징을 지니고 있을까?

이 공통분모의 정답에는, 나와 전혀 다른 측면에서 우월한 유전자를 지닌 이성에게 본능적으로 끌린다는 것이다. 내가 보기에 아무리 매력적이라고 해도 어떤 사람 눈에는 극도로 혐오스러울 수도 있는 것이다. 이는 근친상간이 주는 위험에서 벗어나고 더 우수하고 유능하며 강한 유전자를 자손에게 물려주기 위한 몸의 본능적인 욕구이다. 자신과 비슷한 유전자와 결합할수록, 자식은 약한 몸과 기형, 지능 장애, 신체적 또는 정신적 장애아로 태어날 확률이 높아진다. 이러한 위험에서 벗어나고 우월한 종족 번식을 위해서 사람들은 자신과 전혀 다른 유전자를 지닌 이성을 선택하는 것이다. 이는 여성과 남성들의 말을 들어 봐도 그렇다.

A 여성은 피부가 흰 여성이다. "저처럼 피부가 하얀 남자들은 질색이에요. 너무 싫어요. 왜 그런지 모르겠어요."

B 남성은 쌍꺼풀이 없다. "저는 눈이 답답해서 시원시원한 눈을 가진 여성이 좋아요."

이처럼 사람은 자신의 모든 감각으로 가장 건강한 유전자를 남겨 줄 수 있는 이성이 누구인지, 본능적으로 구별하고 끌리게 된다. 그러나 현실에서는 이렇게 너무 다른 유전자의 이성과 성격이나 라이프 생활이 전혀 맞지 않아 다른 타협점을 찾게 되기도 한다. 그러니 반드시 전혀 다른 유전자의 이성이 끌리는 것만은 아니며, 단지 하나의 요소만이 모든 것을 결정하는 절대적 이유로 평가받을 순 없다. 무작정 거리에 나가 나랑 전혀 다른 이성을 발견하고, 그 이성 역시 자신을 좋아할 거란 생각에 섹스를 요구하면 뺨이나 맞게 될 것이다.

섹스를 하고 싶은 요인에는 외부적인 것들도 상당히 작용하게 된다. 섹스를 할 때, 바깥에서 빚쟁이가 찾아와 험하게 싸우고, 술 취한 아저씨가 싸우고 화내는 소리가 들린다면 기분이 마냥 좋을까? 섹스를 하는 장소가 더러운 방에다가, 폭신한 침대가 아니라 딱딱하고 거친 표면의 모래밭, 돌밭이라면 섹스가 과연 잘될까? 섹스를 할 때 어떤 이유에서라도 주변에 안 좋은 냄새가 난다면 계속하고 싶을까? 섹스 상대가 정신적으로 불안감을 주는 사람이라 몰래카메라가 있지나 않을까, 바람을 피우지나 않을까 걱정한다면 과연 섹스를 할 때 마음이 편안할까? 이처럼 섹스는 단순히 상대방과의 문제가 아니라 두 사람을 둘러싼 주변의 시각, 촉각, 미각, 청각, 후각, 정신 교감, 안정감, 신뢰감, 공간, 장소, 의식 등 모든 것들이 영향력을 미친다. 이것은 마치 나를 둘러싼 세상과 같이 호흡하면서 섹스를 하는 것과 같다. 당신은 섹스를 상대방이랑만 한다고 생각하지만, 주위의 모든 것들과 동시에 교감하고 있는 것이다.

"섹스는 자연의 일부다. 난 자연에 동의한다."

– 마릴린 먼로(Marilyn Monroe)

– 섹스로 인해 인생이 달라지는 섹스 운

흔히들 재수 없는 사람 옆에 있으면 자신까지 재수 없어지고, 운이 좋은 사람 옆에 있으면 자신까지 운이 좋아지고, 그런 신기한 경험을 해 보았을 것이다. 이것은 우연이 아니다.

강아지와 강아지 주인의 성격이 서로 닮아 가듯, 섹스 역시 서로 상대방의 기운을 받게 된다. 일종의 정신과 육체에 합체와 교환이 일어나는 것이다. 자신에게 있는 것을 주고, 자신에게 없는 것을 받고자 한다. 그래서 키 작은 여성은 키 큰 남성을, 쌍꺼풀이 있는 눈 큰 여성은 쌍꺼풀이 없는 남성을, 용기가 부족한 여성은 용기 많은 남성을, 서로에게 없는 유전자를 섞을수록 태어나는 2세가 건강하다는 것을 본능적으로 알기 때문이다. 이처럼 섹스는 새로운 한 인간을 탄생시키는 활동이고 여기서 서로의 기운을 주고받게 된다.

개천에서 용 난다는 말은 사실 거짓말일 수도 있다. 개천에선 미꾸라지가 나고 닭 밑에서 병아리가 난다. 섹스도 마찬가지다. 자신이 까칠하고, 냉철하고, 생각이 많고, 의심이 많고, 불안이 많고, 걱정이 많은 성격이라면 상대방에게도 똑같이 그 습성이 스며든다. 둘이 서로에게 스며드는 것이다. 서로 다른 부부가 이렇게 닮아 가는 가장 큰 역할을 하는 것은 바로 섹스다. 일종의 정신과 육체의 합체와 교환이 일어나는 것이다. 이 섹스는 새로운 한 인간을 탄생시키는 활동이고, 여기서 서로의 기운 융합이 일어나게 된다.

예를 들어 용기가 많은 사람과 섹스를 하면, 자신마저도 용기가 생기는 것을 느낄 수 있다. 상대방이 어떤 삶을 살아왔는지, 지금 어떤 심정인지도 느낄 수 있다. 또한, 기운이 좋은 사람과 섹스를 해야 좋은 기운을 받는 것은 사실이다. 불운이 가득한 사람과의 섹스는 자신에게마저 불운이 섞일 수 있다. 이는 여성들이 평소 하는 일이 잘 안되는 남성보다 잘나가는 남성에게 호감을 보이는 이유와 같다.

세상에는 과학으로 설명되지 않는 부분들이 수없이 난재해 있다. 그 중에 하나가 섹스 운이라 본다. 혹시 귀신 들린 사람과 섹스를 하면, 귀신이 옮겨 붙을 수 있으니 한번쯤 신경 쓰자.

17

지구 멸망 최후의 날까지 섹스를 외치다; 심각한 섹스 중독

 세상에는 많은 중독이 있다. 자신과 가족과 반려자와 사회에 행복을 기여하는 중독이라면, 법으로 금하지 않았을 것이다. 인류 3대 중독 마약 중독, 도박 중독, 섹스 중독 그 외에도 일 중독, 게임 중독, 운동 중독, 종교 중독, 공부 중독, 탄수화물 중독, 담배 중독, 알코올 중독 등이 있는데, 이중 가장 끊기 어려운 것은 단연 마약이다. 그리고 도박, 그다음이 섹스 중독이다. 그만큼 섹스 중독도 강한 중독성을 내재한다. 이 중독을 알기 위해서 먼저 쾌락과 행복 호르몬이라고 불리는 도파민에 대해 알아야 한다. 도파민은 사랑을 하고 있거나, 어떤 것을 성취하거나, 행복하고 짜릿한 순간에 과다하게 분출된다. 바로 이 도파민의 중독이 사실상 본질적인 모든 중독의 원인이다.

마약을 할 경우, 이 도파민의 호르몬 수치가 평소 수치에 비해 1200%까지 치솟는다. 도박은 100~500% 치솟으며, 섹스는 60~150% 정도이다. 물론 사람마다 주어진 상황에 따라 수치가 다르게 나타날 것이다.

그러나 실제적인 문제는 뇌가 이 높아진 도파민 수치에 적응한다는 것이다. 예를 들어 500%의 도파민의 행복을 느끼다가 10분의 1인 50% 도파민 수치에 이르는 활동을 하면, 전에는 행복했는데 이제는 더 이상의 어떤 즐거움도 느끼지 못하는 것이다. 또는 너무 많은 양의 도파민이 흘러나오게 되면 뇌는 그 호르몬 양이 많다고 판단해, 호르몬을 평소에 적게 분비했을 때 받아들이는 수용체가 그 작용을 그만둠으로써 오히려 더 큰 공허감과 우울감에 시달릴 수도 있다.

중독자들은 대부분 200~500%에 상응하는 도파민을 분출하는 활동들만이 자신에게 의미가 있고, 그곳에서만 살아 있음을 느끼게 된다. 이것이 반복되면 뇌의 수용체가 망가지는 상태에 이른다. 일종의 장애를 가지게 되는 것인데 이 도파민 장애를 지닌 사람은 스스로가 장애인이라고 인정하지 않기에 계속 문제를 야기한다.

전쟁터에서 살아 돌아온 사람들이, 가정을 두고서도 다시 전쟁터로 가겠다고 하는 것도 이와 맥락이 비슷하다. 전쟁을 할 때 흐르는 극단의 긴장과 모험에서 분비되어진 높은 수치의 호르몬들만이 삶의 의미가 된다. 오직 그 전쟁터에서만 온몸의 세포가 살아 숨 쉰다는 느낌을 받기 때문이다. 그 외에 나머지는 모두 다 의미 없고, 흥미 없고, 재미 없고, 공허하고, 지루한 것이다. 그래서 연예인들이 일련의 마약, 도박, 섹스에 관련된 사건들에 자주 언급되곤 한다. 연예인들의 삶은 도파민에 많이 중독될 수 있는 삶이라고 볼 수 있다. 무대에서의 쾌감, 사람들의 환호와 자극적인 흥분들이 항상 도파민을 증가시키고 집에 들어와 혼자가 되면 더 심한 우울감에 시달리게 된다. 따라서 그만큼의 흥분과 쾌감을 유지하기 위해 각종 중독들에 빠지게 된다.

 항상 주목 받고, 관심 받고, 인정받다가, 갑자기 쉬게 되면 도파민이 분비되지 않는다. 그러면 그 도파민을 분비시키기 위해 그에 상응하는 활동을 해야 하는데, 오히려 인기가 떨어지고 나보다 더 잘나가고 인기 많은 연예인들이 눈에 밟힌다. 당연히 도파민의 수치가 저하되고 우울증에 시달리고 현실에서 벗어나 다른 욕구 충족을 찾게 된다. 사업가나 성공한 사람들의 경우에도 이런 중독에 쉽게 끌리게 된다. 성공을 향한 도약, 사업의 번창을 위해 집착하는 사람들은 성공의 맛과 같은 자극을 또 다른 곳에서 찾게 되고, 그 집착과 열정의 대상이 쾌락으로 바뀌기도 한다. 성공, 인기, 돈과 같은 자극적인 만족에 익숙한 사람들이 더욱 자신의 도파민 수치를 올리기 위해 마약, 도박, 섹스의 중독으로 변질되기 쉽다는 것이다. 사실 우리 주변에서 섹스에 중독된 사람은 꽤 많이 볼 수 있다.

 A 남성은 섹스 중독으로, 모든 일이 섹스를 위한 것과 아닌 것으로 둘 중 하나로만 보인다고 했다. 나는 섹스를 위해 태어난 인간이며, 섹

스만이 나의 존재 이유고, 섹스 없는 세상에서는 살 수 없다는 것이다. 일을 해도 섹스 생각에 집중이 되지 않고, 결혼을 했으나 섹스 중독으로 인해 바람피우다 이혼했으며, 가정은 깨졌고, 돈을 버는 족족 술 마시고, 탕진하고, 다시 섹스에 집착하고, 짐승인지 인간인지 스스로를 통제하지 못하는 자신의 모습이 싫다고 했다. 후회가 되지만 브레이크가 없는 차와 같이 인생의 교통사고가 늘 일어난다고 고통을 토로했다.

보통 우리는 맛있는 음식을 먹고, 영화를 보고, 데이트를 하고, 사랑하는 사람과 함께 시간을 보내는 것만으로도 도파민이 나오는데, 이제 그 정도로는 더 이상 흥미가 없고, 아무런 의미가 없고 공허해지게 되는 것이다. 그래서 중독을 해결하려고 중단하게 되면 각종 우울증, 무기력증, 식은땀, 공황장애 등 정신적, 신체적 고통이 나타나기도 한다. 이는 삶의 작은 부분에서 행복을 느끼는 연습을 하는 것에서부터 출발해야 한다. 샤워하는 것에도 큰 기쁨과 감사를 느껴 보거나 인위적으로라도 진심 어린 감사의 말을 내뱉어 보는 것에서 치료를 시작해야 한다. 사람의 뇌는 유연하기 때문에 노력한다면 또다시 평범한 만족을 행복한 상태라고 적응할 수 있다.

한 가지 확실한 것은 섹스 중독자들에게 있어서 섹스는, 더 많은 섹스로 만족되지 않는다.

"욕심을 낼수록 가난해지는 상태. 중독."

18
성경 속의 섹스 파탄자들

　성경에는 이게 성경책인지, 섹스 bible인지 구분하기 어려울 만큼 적나라한 섹스 얘기들이 많다. 성경책은 19세 미만 금지서로 지정해야 될 만큼 잔인하고, 성적인 부분이 노골적이라 청소년들이 읽기에는 정서적으로 힘든 부분이 많을 수 있다.

　일반 사람들이 감히 생각하기 힘든 동물과의 섹스, 동성과의 섹스, 가족 간의 섹스, 친족 간의 섹스, 근친상간, 강간, 겁탈, 성적 매력으로 인한 신분 상승, 아내를 성 노리개로 바친다거나, 일부다처제 등 입에 담기조차 어려운 일련의 사건들을 기록해 놓았다. 유부녀를 강간하고 자신이 한 짓이 들통날까 봐 남편마저 교묘하게 살인한 극악무도 살인범이 바로 다윗 왕이며, 섹스 문제 때문에 나라를 망친 왕 또한 솔로몬이다. 과연 그 아버지의 그 아들이라고 할 수 있겠다. 솔로몬은 다윗 왕의 아들이다.

지금까지도 지혜로움의 아이콘으로 불리는 솔로몬마저, 자신의 섹스 문제 앞에서는 지혜롭게 피해 갈 수 없던 섹스 중독의 파탄자였다. 그러고선 다 늙어 죽어 가는 마당에, 모든 것이 헛되다고 회상한다. 젊었을 때 좀 빨리 깨닫지. 그렇게 지혜로운 양반이… 삼손 역시, 끊임없는 섹스 중독으로 수많은 여성들과 잠자리를 원했으며, 섹스 중독으로 자신의 두 눈이 뽑히고, 결국 농락당할 대로 당하고 죽음을 맞이한 영웅 중 한 명이다.

이는 남성에게만 해당되지 않는다. 여성들도 이런 남성의 섹스 중독에 살아남기 위해 성경 속 여성 인물들은 대부분 용모가 예쁘고 아름다워야 선택받는다. 민족을 위해 "죽으면 죽으리라"고 말했던 에스더 왕비. 그녀가 예쁘지 않았거나 성적으로 섹스하고 싶은 여성이 아니었다면, 왕에게 선택받고 민족을 구할 수 있었을까?

아브라함도 예쁜 여성을 밝히고, 이삭도 예쁜 여성을 밝히고, 야곱도 예쁜 여성을 밝히고, 그의 직계 자손 대대로 예쁜 여성을 우선순위에 둔다. 성경에서도 마치 '여성은 예뻐야 하고 남성은 능력이 무진장 강력해야 해'라고 외치는 것처럼 들린다. 성경책을 읽는 내내, 예쁘지 않으면 아무것도 안 된다는 느낌을 지울 수 없을 것이다.

여자들은 미모를 자신의 무기로 삼아 부와 권력을 탐하고, 소수의 권력을 지닌 섹스 중독자들의 장단에 놀아나고, 호응해 주는 꼴이 좋다고 자부심을 가지며 살아간다. 미모가 아닌 자신의 능력으로 올라서야 진정한 인정을 받을 수 있었을 텐데 말이다. 무조건 예쁜 외모가 우선되는 세상. 기원전이나 기원후나 지금이나, 인간은 여전히 이런 잘못된 세상에 살고 있다.

19
섹스 십계명

1. 섹스를 할 때 갑자기 발기가 잘 안되는 상황에서 "왜 그래?", "무슨 문제 있어?", "안 서?", "병원에 가 봐"라며 몰아세우지 않는다.

2. 평소에 유흥업소 출입 금지! 야한 동영상 시청 금지!

3. 섹스할 때 대화를 많이 한다. 솔직하게 서로 어느 체위, 어느 강도와 세기가 가장 적절한지 서로 맞춰 나간다.

4. 섹스 안식일을 지킨다. 섹스의 횟수가 많다고 해서 만족도가 높은 것은 아니다. 어느 정도 욕망을 참은 상태에서 섹스를 하는 것이 서로에게 만족도가 높다.

5. 섹스 자만심을 버린다. 스스로가 섹스를 잘한다는 사람치고, 상대방을 진심으로 공감하고 배려하는 사람은 없다. 오히려 공감력이 떨어지는 바람둥이일 가능성이 높다.

6. 상대방의 외모에 기를 죽이지 않는다. "A컵이네? 엉덩이가 작네? 고추가 작네? 모양이 이상해~ 피부가 더럽네~" 등 이러한 지적을 받으면 섹스하고 싶은 마음도 순식간에 사라진다.

7. 섹스의 기준이 음란물이라고 생각하지 않는다. 음란물의 다양한 체위들은 오히려 성적 만족도를 떨어뜨린다.

8. 다른 사람과의 섹스를 비교하지 않는다. 비교하는 순간 짜증과 불만이 솟구친다. 그럼, 섹스가 더 잘 맞는 사람과는 성격이나 그 외의 다른 부분들이 잘 맞았던가? 사람마다 일장일단이 있다.

9. 거짓 신음 소리를 내지 않는다. 연기를 하면 남자는 자신이 지금 잘한다는 착각에 더욱더 잘못된 그 방법을 고수할 것이다.

10. 섹스를 하고 싶다고 아무에게나 잠자리를 허락하지 않는다. 섹스는 섹스로 만족이 안 되며, 돈은 돈으로 만족이 안 되고, 권력은 권력으로 만족되지 않는다. 섹스에 매달리는 사람은 그만큼 더 약자가 된다. 언제나 더 간절한 쪽이 손해를 본다.

20
인간 역사상 최고의 불로장생 명약, 정액

다이아몬드를 찾기 위해 먼 길을 떠난 농부의 이야기는 유명하다. 값비싼 보석을 찾기 위해 전 세계 곳곳을 모험하고, 돌아다니며 찾았지만 결국 찾지 못하고 죽었다. 나중에 그 남자의 집 밭에서, 다이아몬드 광산이 발견된다. 결국 자신이 그토록 찾던 보물은 이미 자기 발밑에 있었는데, 그걸 모르고 엉뚱한 곳을 고생해 가며 돌아다닌 것이다.

사람들은 자신이 가진 것을 하찮게 여기는 경향이 있다. 그러나 이미 가장 소중한 것을 가지고 있을지도 모른다. 그중에 하나가 남성의 정액이다. 1년 동안 건강한 남성의 정액을 먹어서 아이큐가 200을 초과한 여성도 있다고 한다. 정액이 두뇌와 아이큐 그리고 지능을 높이는 것에 도움이 된다는 사실, 이는 학술적으로도 어느 정도 인정받은 부분이다.

건강한 남자의 몸에서 나온 정액은 한 인간을 태어나게 만드는 힘이

다. 좀 더 비약하자면 인간의 줄기세포와 재생 세포의 근원이라고 봐도 된다. 사람을 늙지 않도록 항노화 작용을 하며, 암세포를 이겨 내고, 피부를 깨끗하게 하며, 시력, 청력, 두뇌력, 재생력, 면역력, 집중력, 에너지의 모든 수준을 높이는 명약이 바로 정액이다. 세계 10대 슈퍼 푸드 중 블루베리가 항산화 작용에 좋은 열매로 알고 있어 미용을 위해 많이들 먹는다. 그 블루베리보다 항산화 작용이 월등하게 높은 아사히베리, 그리고 그 아사히베리보다 훨씬 높은 것이 정액이다. 정액은 사람을 늙지 않게 하는 데 있어 끝판왕인 것이다. 정액을 먹거나, 질내 사정이 이뤄진 여성의 경우, 면역력이나 암세포를 이기는 능력 그리고 밝고 긍정적인 마음에서도 그렇지 않은 여성보다 확연한 차이를 보인다는 설도 있다. 그러니 오늘 밤, 사랑하는 남성의 정액을 먹어 보거나 질 내 사정을 하도록 허락하는 것은 어떨까.

# 21

속궁합에 맞는 섹스 처방

궁합이란 말은, 남녀 관계에서 많이 듣는 동시에 자주 쓰는 말이다. 예를 들면 다른 건 다 맞는데 속궁합, 즉 섹스 궁합이 안 맞다는 둥, 다른 건 다 안 맞는데 섹스 궁합이 좋아서 그냥 버티고 살고 있다는 둥 여러 가지 상황에 놓인 케이스가 많다. 섹스 궁합이란 게 존재하기나 한 걸까? 결론은 '그렇다'이다. 만약 사랑하는데 섹스의 만족도가 높지 않다면 몇 가지 처방이 있다. 서로가 2~4주 동안 금욕을 하고, 섹스를 하는 것이다. 사람은 배부른 상태에서는 고급 음식을 가져다주어도 먹기 힘들다. 섹스도 굶주려야 궁합이 산다. 또는 다양한 체위를 시도하면서 느낌을 말로 전달하며 만족스러운 섹스를 같이 만들어 가는 방법도 있다. 그리고 섹스를 위한 분위기를 바꾸거나 일상적인 만남에서 벗어나 파티나 모임 등에서 상대의 매력을 새롭게 느껴 보는 것도 하나의 방법이다.

강한 발기력을 지속시키기 위해 비아그라나 남성호르몬 주사나 스테로이드를 복용한다면, 당시에는 모르나 나중에 문제가 생긴다. 약이란 것은 의존성을 가지기 때문에, 자신의 육체가 지닌 본연의 능력을 약화시킨다. 한번 약에 의존하면 그다음에도 약에 의존해야 되는 악순환의 고리가 형성된다. 비아그라 대신 적당한 허벅지, 복근 운동으로 남성호르몬을 분비시키고 활성화시키자. 스트레스를 줄이고, 적당한 수면과 휴식 그리고 영양 섭취, 자위를 금하는 것이 천연 비아그라임을 인지하자. 어느 학설에 의하면 자위를 하는 것이 좋다고 알려져 있지만, 그저 학설일 뿐 실전에서는 절대 그렇지 않다고 본다. 자위를 한다는 것은 정액이 나감을 의미한다. 정액이 없는 상태로 섹스를 한다면 모든 능력이 약해진다. 따라서 평소 실전을 위해 정액을 아껴 두어야 한다. 정상적인 양의 정액이 회복되기까지 보통 3일이 걸린다.

"추억과 마찬가지로 섹스가 없다면, 사랑은 사라진다."

-에드워드 펀셋(Eduard Punset, 스페인 작가)

22
남자의 포경수술이 섹스에 미치는 영향

대체 포경수술은 누가 제일 먼저 시작한 것일까? 이는 포경에 대한 고문서 중 가장 오래된 책인 성경책의 창세기에 나오는 아브라함이다. 아브라함과 그의 아들, 그리고 그들의 가족 중에 남자들은 모두 포경수술을 받는다. 포경수술을 다른 말로 할례라고 하기도 한다. 이 당시 포경수술은 '남들과 구별되다', '나는 신의 말씀을 따라 행하는 사람이다'라는 의미의 표식이었다.

이는 현재에 와서도 유대인, 이슬람교, 기독교, 천주교 국가에서 흔히 볼 수 있는 현상 중 하나이다. 유대교, 이슬람교, 기독교, 천주교에서 보는 책은 결국 구약성경이 포함되므로 모두 같은 성경으로 볼 수 있다. 성경에는 태어난 지 8일 안에 포경수술을 하라는 구절이 있다. 따라서 포경이라는 것은, 종교의 영향으로 태어난 풍습이라고 보는 것이 더 맞다.

우리나라가 포경 국가가 된 배경에도, 미국의 영향이 있었고 미국은 기본적으로 기독교를 중심으로 한 국가이므로 포경을 많이 실시한다. 대통령 취임 선서를 할 때도 성경에 손을 얹고 선서를 한다. 우리나라가 기독교인이 많은 이유도 미국의 영향이라고 할 수 있다. 그러나 지금은 미국보다 훨씬 더 많은 포경수술을 하는 나라가 바로 한국이다. 기독교적 이유이기도 하지만, 한국 사회 고유의 특징 즉, 남들이 다 하니까 나도 덩달아 해야겠다는 생각까지 더해져 당연하게 받아들여지고 있다. 정확히 왜 해야 하는지 이유는 모르지만 '너도 해? 그럼 나도 할래! 뭔가 안 하는 것보단 하는 게 나을 것 같아'라고 하는 경우가 대부분이다.

그러나 이 포경수술이 섹스에 미치는 영향력에 대해서 쉽게 생각해 보지 않았을 것이다. 이를 알면, 크나큰 통탄을 금치 못할 수 있다. 포경수술을 한 남자 중에서 보통, 조루와 지루의 성향이 많이 발견된다.

포경수술을 한 어떤 남성의 경우 남성은 몸도 좋고 키도 크고 사지가 멀쩡하다. 그런데 유독 섹스에서 만큼은 참을 수가 없어서 늘 빨리 사정한다. 그런데 이유를 모르겠다고 했다. 그건 포경수술을 할 때, 사정을 지연시키거나 마음대로 조절할 수 있는 신경 기능이 잘려 나가 버린 가능성이 있다. 보통 남성의 표피에는 사정을 마음대로 컨트롤할 수 있는 신경 기능이 존재한다. 또한 수술로 인해 잘려 나가는 표피에 수없이 많은 성감대가 존재한다.

남성들의 대부분이 자연 포경이 되기 때문에 굳이 이 포경수술을 할 필요가 없다. 또한 발기를 했는데도 표피가 귀두를 덮고 있는 답답한 느낌이 아니라면, 굳이 수술을 권장하지 않는다. 수술한 남성보다 하지 않은 남성과의 섹스에서 더 만족감을 느끼는 이유가 여기에 있다. 포경수술을 하게 되면 발기가 됐을 때 빳빳해진 페니스 가죽이 부족하기 때문에 만질만질한 느낌이 아무래도 부족할 것이다. 만약 내 남자친구가 유난히 조루라면, 포경수술을 했는지 안 했는지 한번 시험 삼아 확인해 보자. 개인적으로 포경수술을 하지 않는 것이 섹스에 훨씬 도움이 된다고 믿는다.

23
섹스 잘하는 여자는 걸레, 섹스 못하는 남자는 루저?

　우리 사회는 보통 여자는 조신해야 하고 남자는 모든 일에 적극적이어야 한다는 일종의 사회적 통념이 있다. 이는 섹스에서도 드러난다. 여성이 섹스를 주도하고 먼저 요구한다면 남성은 "어라, 이것 봐라?"라는 식으로 자신의 결혼 상대로는 맞지 않다고 생각할 수 있다. 그래서 대부분의 여성은 섹스에 있어 수동적일 수밖에 없다. 반대로 남성이 섹스에서 소극적이고 잘해 내지 못하면, 여성들은 "아… 짜증나, 섹스로 찜찜하고 스트레스 받게 하네"라는 생각이 들 수 있다. 그래서 여성은 섹스를 잘하거나 밝히면 걸레, 남자는 못하면 병신이라는 농담을 공공연하게 주고받는다. 때문에 대부분의 한국 남자들은 자신보다 성욕이 강한 여자를 회피하는 경향이 있고, 여자들은 무조건 섹스에 대해서는 무지하다는 것으로 순진함을 어필한다. 여자들이 섹스에 적극적이면 과거를 의심받거나 쉽게 보이기 때문이다. 이렇게 억지로 규정지어진 역할 속에 섹스에 대한 수많은 금기 사항이 자리 잡게 되고, 아예 섹스를 언급하는 것 자체가 불편한 사회 분위기로 굳어지게 된 것이다.

이런 한국 사회의 통념 속에서 섹스에 적극적인 여성들은 이 남자가 나의 결혼 상대감이라고 생각한다면 일종의 부끄러움이 가득한 여성스러운 섹스를 선택하고, 그냥 가볍게 만나는 연애 상대라고 생각한다면 거침없이 표현함으로써 이 난관을 나름대로 지혜롭게 헤쳐 나가는 부류도 있다.

– 섹스의 단점을 장점으로 바꾸는 언어의 섹스

가령 내가 섹스에 자신이 없는 남성인데, '나는 섹스보다는 사랑이 더 중요하고 섹스도 오직 사랑하는 사람하고만 하고 싶다'라고 말할 줄 안다면, 상대 여성에게 더 큰 호감을 가지게 할 수 있다. 이처럼, 자신의 모든 단점을 장점으로 바꿀 수 있는 말의 센스가 꼭 필요하다. 섹스를 적극적으로 즐기는 여성이라면, 남성에게 상대가 너이기 때문에 더 즐겁고 내가 적극적일 수 있다는 포인트를 집어 주는 것이 중요하다. 이렇게 단점 속에 있는 장점을 이끌어 내고, 스스로가 장점을 더 큰 장점으로 부각시킬 수 있어야 한다. 오히려 가만히 있으면 무능한 놈이 된다. 정신적으로도 자신이 사랑을 받고 있다고 느끼게 하는 것이 언어의 섹스다.

24

나쁜 남자와의 섹스가 좋아요. 전 미친년인가요?

꼭 주변에 나쁜 남자, 나쁜 여자에게만 끌리고 매력을 느끼는 사람들이 있다. 그들의 공통점을 보면 대체로 가장 큰 원인은 자신의 가치관에 뿌리내리고 있는 논리, 즉 힘들게 얻은 것만이 가치가 있다는 생각이다. 이런 사람들은 자신에게 이미 존재하거나, 쉽게 얻는 것은 가치가 없다 생각하는 반면 죽도록 고생하고, 얻어맞고, 터지고, 어렵고, 힘들고, 인내하고, 도전해서 얻은 것은 굉장한 가치가 있다고 생각하는 경향이 있다.

이같은 생각이 사랑과 섹스에도 적용되어 나쁜 남자에게 끌리는 것이다. 나를 좋아한다고 하면 고마운 줄 모르고, 오히려 그 사람이 싫어지는 청개구리 심보의 사람들이 은근히 많다. 남녀 관계는 물론 모든 사람들은 기본적으로 말투에서나 대화에서 수평적 관계가 아니라 심리

적 우위에 서서 말하고자 한다. 상대방의 불안이나 부족함을 이용해, 나쁜 남자들은 여자가 자신의 요구에 좀 더 쉽게 응하거나 끌려 다니게 만드는 경향이 있다. 나쁜 남자들은 자기 주관을 뚜렷하게 말하기에 스마트해 보이기까지 한다. 또한, 나쁜 남자와 나쁜 여자는 기본적으로 자기 자신에게만 관심이 있다. 상대방인 당신에게는 관심이 없다. 그러니 섹스에서도 오로지 자신의 위주로, 대범하고 강인하게 주도하고 리드할 수 있는 것이다. 당신을 진심으로 사랑하지 않으니 당신이 어떻게 되든 말든, 과격하게 다룰 수 있는 것이다.

간혹 자신을 사랑하고 진정으로 신경 쓰는 사람에게 보잘것없다고 무시하는 사람들이 있다. 항상 자신에게 물어보고, 눈치 보고, 맞춰 주려고 하는 모습에 매력을 느끼지 못하는 반면, 자기 마음대로 또는 멋대로 이끄는 그 기백 있는 모습에 오히려 호감을 느끼며 그런 사람과의 섹스를 선호하는 경향인 것이다.

이는 역사적으로 DNA에 흐르는 기억에서도 요인이 작용한다. 나라가 약해서 해적과 약탈자, 다른 나라의 침범과 전쟁에서 수없이 강간과 약탈과 성적 유린을 당했던 전쟁과 수탈을 겪은 조상들의 DNA에는 이긴 나라에 복종하는 기억이 남아 있다. 그때 당시 살아남은 자들은 살기 위해서 이긴 자들의 마음에 들고, 또한 몸과 정신을 바쳐야 생명을 보존할 수 있기 때문에 오히려 강자의 모습에 호감이 갈 수도 있다는 것이다. 이건 자신의 생명이 달린 문제이기 때문에 그렇다. 그리고 우리는 기억하지 못하지만 우리의 피는 기억한다. 이건 납치범에게 동조하고 의지하는 스톡홀름 증후군에서도 분명히 나타난다. 이렇게 강자에게 의지하고 싶어 하는 마음도 나쁜 남자를 좋아하게 되는 요인이 된다.

그러나 나쁜 남자, 여자를 좋아한다는 것은 오히려 자신을 피폐하게 만들 뿐이다. 오히려 자신을 사랑하는 사람을 제대로 볼 수 있는 눈이 가려진다. 이기적인 사람들은 사랑에 있어서도 남에게 피해를 준다. 정말 당신의 인연이라면, 결코 당신을 고통스럽고, 힘들고, 아프게 하고, 가난하게 만들지 않을 것이다. 그것이 악연이다. 결국, 나쁜 사람은 나쁜 결과를 가져다주기 마련이다.

25

섹스의 속설 & 잘못 알려진 진실 1

　인간의 5대 욕구는 식욕, 수면욕, 성욕, 인정욕, 성공욕. 이 모든 욕구 중 가장 의미 있는 욕구는 인류를 이어 가는 욕구인 성욕이다. 지금 인구 감소가 빠르게 진행되는 이유 중 하나도, 성욕을 드러내지 않도록 억압하고 나쁜 것이라고 무시하는 욕구이기 때문이다. 하다못해 폭식, 인정 욕구, 성공 욕구로 가득 찬 미디어들이 방송을 가득 채우고 있음에도 유독 성욕만은 충족시킬 수 있는 방법이 전무하다. 그러니 성욕의 분출구로 숨어서 야한 동영상을 보거나 야한 농담을 주고받거나 혹은 각종 증명되지 않을 속설들이 난무하게 된다. 성에 대해 배우거나 드러내고 즐기지 못하는 음지 문화에서 잘못된 속설들은 당연한 진실로 받아들여진다. 지금부터 우리가 흔히 접하는 성에 대한, 혹은 섹스에 대한 잘못된 속설들을 얘기해 볼 것이다.

보통 한국에서는 여성들의 종아리나 발목이 가늘면 그곳도 좁고, 작고, 느낌이 좋다는 속설이 있다. 중국에서도 발이 작은 여자를 선호하는 경향이 있다. 유럽에서도 허리를 코르셋으로 묶고 굉장히 가는 허리를 가진 여자를 미인상으로 생각하는 경향이 있다. 전체적으로 여성의 몸 어딘가는 가늘어야, 그곳도 좁고 남성에게 깊은 만족도를 준다고 생각하는 경향이 있다. 확률적으로 봤을 땐 키 작고 몸집이 작은 여성이 그곳도 작고, 남성의 페니스를 세게 꽉 잡아 줄 수 있겠지만 증명되지는 않았다. 이렇게 실제로 보지 않은 상태에서 겉의 외모만으로 판단하려고 하니, 가지각색의 속설과 상상이 동원된다. 남성이 코가 크고, 어깨가 넓고, 키가 크고, 귀가 크거나, 손가락이 길거나, 목소리가 낮으면 그곳도 크다는 속설이 있다. 그러나 이 모든 것은 속설일 뿐 실제로 봐야만 알 수 있다.

대부분의 수컷은 섹스 후, 죽음에 대해 잠깐이나마 갈망하게 된다. 생의 목적을 실현했기 때문이다. 실제로 곤충과 생선, 동물 중에서, 사정 후 죽어 버리는 수컷들이 꽤나 많다. 그만큼 정액이 나간다는 것은 기력, 정력, 체력, 정신력의 소모가 많음을 의미하는 것이다. 그래서 방중술이라고, 섹스만 하고 사정은 하지 않는 방법의 요행이 있기도 하며, 한의학에서는 정액을 소모하는 것을 극도로 아끼라고 기록되어 있기도 하다. 반면 서양학에서는 많은 사정이 건강을 해치는 것에는 관련이 없다고 본다. 오히려 섹스하고 사정할수록 건강해진다고 기록되어 있다. 둘 다 맞는 말이다. 각자가 지닌 상황과 체력에 맞게, 스스로 정할 각자만의 몫이다.

26

섹스의 속설 & 잘못 알려진 진실 2

- 섬과 반도의 여자들은 드세다는 속설

사실 어느 정도 사실이라고 인정받는 부분이 강하다. 섬이나 반도의 남자들은 배를 타고 나간다. 한 달, 길게는 일 년을 바다에 나가 있거나 혹은 돌아오지 못하기도 한다. 따라서 예전부터 섬이나 반도의 여자들은 그 생활력이 피 속에 흐른다고 한다. 그래서인지 호주나 영국, 그리스, 일본, 한국의 여자들이 생활력이 강하다는 것은 암묵적으로 인정되고 있는 부분이다. 항구에 가까울수록 여성들이 드세고, 말도 강하고 짧다. 자기주장이 강하다. 물론 이런 것은 속설일 뿐이다. 이런 속설이 생기게 된 유래를 보면, 항구는 해적들이 자주 출몰하고, 섬과 반도는 대륙과 대륙 간의 연결 통로가 되고, 전쟁 물자의 기점을 섬이나 반도에 두기 때문에 전쟁의 빈도가 유난히 잦은 지역이 된다. 이 속설에는 어느 정도 신빙성이 있다고 동의한다. 평화로운 곳에서 자란 나무들은 약한 면역 체계가 형성되지만, 험한 환경에서 자란 나무는 강하고 억세게 자라난다. 사람이라고 다를까?

– 전범국들이 더 적극적인 성 문화를 가지고 있다는 속설

전쟁을 당한 나라보다, 전쟁을 일으킨 나라의 문화가 조금 더 개방적이고, 성적으로 자유롭게 보일 수도 있는 확률이 존재한다. 전범국인 독일에는 남녀 혼탕의 사우나 문화가 있고, 일본 또한 성에 대한 산업과 문화가 발달해 있다. 이런 현상은 추측컨대 전쟁을 일으켰을 때, 전투력 즉 많은 인구수가 필요하고 또 전쟁으로 인해 감소된 인구를 빠른 속도로 올려야 하기 때문에 섹스를 장려하고 선동해야 한다. 또한 전쟁의 불만을 전리품인 패전국 여자와의 섹스로 보상하기도 한다.

그래서 수많은 섹스를 하고, 인구를 늘리는 것이 나라를 살리는 길이 되는 것이다. 이것의 영향이 아예 없다고는 아무도 부정하지 못할 것이다. 중국의 인구가 10억 명이 아니라 1억 명이었다면, 강대국이 될 수 있었을까? 인구수가 감소하면 결국 나라도 약해지고, 일할 사람도 없어지게 된다. 그래서 요즘 우리나라도 출산 장려 정책에 집중하는 것이다.

- 임신할 가능성이 가장 높은 시기에 여성들의 성욕이
  높아진다는 속설

여성들도 발기와 사정을 한다. 여성의 유두와 클리토리스는 흥분 시에 발기를 한다. 월경을 기준으로 유독 발정이 나는 시기가 있고, 생리하기 직전 위기의식으로 인해 발정이 나는 사람들도 있다. 이는 여성들에게 있어서도 종족 보존의 본능이 발동하는 것이다. 일단 생리하고 나면 일주일간 임신이 안 되니까 그전에 임신을 하라는 신호이다. 그래서 보통 여성들은 한 달에 1~2회 발정이 나는 날이 있다. 때문에 생리를 하고 나면 오히려 성욕이 없을 수 있다.

- '성교육을 위한 포르노 영화'라는 속설

포르노는 상황 설정, 관계 설정, 모든 것이 비정상적으로 극대화되어 있다. 만약 이를 그대로 현실에 옮긴다면, 감옥에 가 있을 수도 있다. 포르노는 인간의 상상을 극대화한 것으로서 오히려 고대 시대 벽화나 조선 시대 춘화집이 현실적이다. 이론은 이론일 뿐, 섹스는 실전이니 영화를 보고 따라 하거나 그 행위를 요구하는 것은 무모한 짓이다.

27

시대별 섹스와 권위의 상관관계

　태초의 역사는 모계 사회로 시작했다. 여자를 중심으로 가정이 이루어졌고 여자의 번식 능력 위주로 모여 살았다. 그러나 농경 사회가 시작되면서 집안의 중심은 남자가 되었다. 농사를 잘 짓고, 생산물을 잘 생산하는 것이 최고의 능력이었다. 또한 남성의 강하고 육체적인 힘은 사냥에 나가 음식을 구해 올 수 있는 남성 중심의 사회와 섹스 권위에 한몫했다. 농경시대가 시작되고 전쟁을 하면서 남자들의 위상이 높아지면서 부계 사회로 내려져 온 것이다. 또한 예수 시대에서든, 로마 황제 시대에서든, 석가모니 시대에서든, 공자 시대든, 이집트 왕이든, 황제든, 왕이든, 종교적인 절대적 중심은 백이면 백, 남자였다. 남자만이 절대적 위치의 자리에 앉았다. 예수가 여자면 안 되는 것인가? 로마 황제가 여자면 안 되는 것인가? 장군이 여자면 안 되는 것인가? 이처럼 높고, 절대적으로 고귀한 자리는 모두 남성이 차지했다.

남성 중심의 문화에는 종교적인 이유도 있다. 전 세계적으로 가장 많이 팔린 Best Seller 1위는 성경이다. 절대적으로 이 베스트셀러 기록을 깰 책은 없다. 이 성경에서도 남성은 여성의 머리이니 여성은 남편의 말을 잘 듣고, 여자는 나대지 말고, 잘 섬기라는 구절이 실제로도 있다. 남성이 우위에 있다는 구절은 심심찮게 발견된다.

그러나 이제 세상은 다시 모계 중심으로 바뀌고 있다. 남자들은 과거 아버지의 영광을 찾으려 하고 여자들은 아직도 신데렐라 콤플렉스를 가지고 있다. 둘 다 과거의 잔재들일 뿐이다. 아버지는 나처럼 한 집안의 가장으로 왕처럼 살라고 말하며 엄마는 나처럼 살지 말라고 교육받아 온 우리가, 남자와 여자로 만나서 넘어야 하는 과거의 유물들인 것이다.

심지어 요즘은 연애를 하지 않겠다고 선언하는 젊은이들이 늘고 있다. 남자의 경우 과거 가부장적인 사회에서의 남자의 권위를 동경하지만 불가능한 현실에 부딪친다. 자신의 수입이나 경제력만으로 가정을 이끄는 것조차 힘든데 가족 위의 군림은 불가능하고 여자들에게 내조와 희생을 바라지만 능력이 있는 현대 여자들은 당연히 거부한다. 집도 결혼도 포기하고 연애도 포기하는 바탕에는 현실의 부족한 능력과 과거 영광의 기억이 갈등을 만들어 낸다. 여자들의 경우도 백마 탄 왕자를 만나서 집에서 살림만 할 수 없는 현실과 자신도 동등하게 돈을 벌어야 하는 현실에서 남자나 가족을 위한 무조건적인 희생을 거부한다. 공동 육아, 공동 가사 노동, 동등한 권리를 요구하게 된다. 그리고 그것을 거절당하자 독신과 결혼은 강요가 아니라 선택이라고 받아들이고 있다.

사실 남자는 섹스만을 바라는 것이 아니라 섹스 다음으로 원하는 것, 즉 모성애를 느낄 수 있는 여성과 결혼할 확률이 높다. 밤에는 요부, 낮에는 현모양처. 결국 섹시하지만 동시에 자신과 자신의 아이들을 모성애로 돌볼 수 있다고 판단되는 여성을 결혼 상대로 생각한다. 특히 남성의 힘만으로는 모든 것을 감당하기에 녹록지 않은 현대사회에서 여성에 대한 의존도가 높아지고 있다. 예전에는 무력으로 가정에서 왕이 될 수 있었지만 이젠 남자들의 무력이 무의미해졌다. 더 이상 농경시대나 전쟁 시대가 아닌 이상, 남성이 가부장적인 위치에 있는 이유가 없어진 것이다. 과거에 내가 혼자 다 먹여 살렸다는 식의 프레임에서 벗어나야 한다. 이제는 기본적으로 여성들이 오히려 더 독하고, 면역력도 우수하고, 멀티도 가능하고, 사회적인 소통과 수행 역할 능력에서 더 뛰어난 분류가 많다. 이젠 힘으로 싸우는 것이 아닌, 머리로 싸우는 사회이기 때문이다.

섹스에서의 위치나 주도권 역시 과거의 일방적인 남성 위주의 관계에서 벗어나고 있다. 남자들은 누리고 있던 것들을 빼앗기니 당연히 억울하고, 여자들은 더 이상 남자에게 맞출 이유가 없으니 수동적인 것을 거부한다. 예전에 비해 여자 연상, 남자 연하 커플이 많아진 것도 이런 사회 변화와 그에 맞게 변화하는 흐름을 보여 주는 것이다.

28
섹스 머피의 법칙!
내가 섹스하고 싶은 남성은 항상 이미 품절

나를 좋아하거나 섹스를 요구하는 남성은 내가 싫고, 내가 좋아하고 섹스하고 싶은 남성은 이미 여자친구가 있거나, 결혼하고 싶은 사람은 이미 품절됐거나, 게이라는 우스갯소리가 있다.

어떤 남성이 막장으로 계획도 없이 살고, 노력과 열정 없이 살며, 프라이드 없고, 짐승처럼 발정 난 모습으로 살았다면, 그의 모습을 사랑할 여성들은 없다. 반대로 속칭하여 잘나고, 멋지고, 자기 일에 투철하여 성공한 남자라면 치고 들어갈 빈틈이 보이지 않는다. 또한 남성을 판단하는 여성의 눈은 거의 일치하며 정확하다. 그러니 소위 잘난 놈들은 이미 다른 여성들이 모두 채 간 후이다. 결국 나이를 먹고 까다로워질수록 사랑하고 싶을 정도의 좋은 사람을 찾기가 더 어려워진다. 그래서 나이가 많고 능력 있는 유부남들이 오히려 총각들보다 젊은 여자와 바람이 나는 경우가 있다. 여자 입장에서는, 섹스는 하고 싶지만 무능한 남자는 싫고, 연애에는 능력 있는 유부남이 더 낫다는 것이다.

어찌 되었던 당신이 섹스하고 싶거나 매력 있는 성공한 남녀들은, 상대방을 통찰할 수 있는 눈이 있다. 사람을 다룰 줄 알고, 그 사람이 미래에 어떤 사람인지도 캐치해 낸다. 그래서 당신의 그릇은 다 들통날 수밖에 없다. 그들이 단순히 섹스로 당신에게 반하는 일은 거의 없다. 그저 일회성 섹스, 그저 섹스의 도구로 전락할 뿐이다. 영화 제목처럼 〈그는 당신에게 반하지 않았다〉가 된다.

똥 옆에 파리가 꼬이고, 꽃 옆에 벌꿀이 모인다. 자신의 하루하루를 똥으로 만들지 말자. 체중이 과체중이라면 정상 체중으로 만들고, 주변 사람들이 싫어하는 성품의 소유자라면, 사랑할 만한 마음의 성품을 길러 보자. 마음속에 사랑을 가득 채우자. 섹스하고 싶은 남성이 가장 관심 있고 집중하는 일에 대해서 자신이 조금이라도 공부해 보자. 그를 이해해야 그의 마음이 보인다. 그의 정신과 마음을 이해해야 섹스가 비로소 의미가 있고 섹스가 사랑으로, 인연으로 이어질 수 있는 것이다.

섹스 머피의 법칙에서 벗어나는 길은 무조건 많은 남자들을 만나 보는 것이 아니라 자신이 스스로 좀 더 가치 있고 멋진 사람이 되는 방법뿐이다.

29
각종 성병의 세계

　남성과 여성 둘 중, 똑같은 성병이라고 하더라도, 더 큰 고통과 타격을 받는 쪽은 단연 여성이다. 성병은 갖가지 종류들이 있다. 여성은 더 많은 고통과 통증을 받게 된다. 이는 성관계 시 가해자와 피해자로 들 수 있다. 보통 공격하는 쪽은 남성의 페니스이고, 받아들이는 입장이 여성이기에 그 보균되는 범위나 피해 정도는 여성이 더 크고 농도가 짙을 수 있다. 그래서 이를 예방하기 위해 콘돔을 끼는 것이 필수적이다. 그러나 콘돔이라는 기능 자체가 여성에게 있어서도, 남성에게 있어서도 진정한 쏘울, 느낌, 힐링 등의 하나가 된 느낌을 방해하기 때문에 기피하는 경우가 많다. 그러나 성병으로 처절하게 고생해 본 사람이라면 반드시 콘돔의 착용 여부를 신경 쓰게 된다.

　성병은 반드시 성관계만으로 전염되지는 않는다. 각자의 면역력에는 차이가 있다. 그리고 여자에게만 증상이 나타나거나, 남자에게만 증상이 나타나는 경우도 있고 기존의 몸 상태에 따라 다르게 발생하기도 한다. 사실 성병을 지닌 보균자와 콘돔 없이 섹스를 했다고 해서, 무조건 성병에 걸리는 것은 아니다. 심지어 성병 보균자와 콘돔 없이 섹스를 했다고 할지라도, 자신은 성병에 걸리지 않고 소리 소문 없이, 아무 증상 없이 지나갈 수도 있다.

한 여성은 남자친구와 섹스하고 난 후, 성병에 걸려 남자친구에게 그 사실을 털어놓았다. 그랬더니 그 남성이 자신은 균이 없다면서, 자신의 문제가 아니라 네가 원래 가지고 있던 균이 잠복했다가 지금에서야 나타난 거라고 해명했다. 여성과 남성은 성병 문제로 심각한 공방을 오가며 싸웠다. 사실 여성들은 남자의 말이 맞을 수도 있다는 생각을 하지 못한다. 그만큼 많은 여자들이 성병에 무지하기도 하다.

성병은 반드시 성관계만으로 전염되지는 않는다. 성병 보균자가 쓴 수건을 자신이 다시 쓴다던지, 가벼운 신체 접촉만으로도 옮길 수 있다. 또한 구강성교라든지, 키스만으로도 성병은 옮길 수 있다. 일단 한 번 성병에 걸렸다면, 결코 자연 치유를 기대해서는 안 된다. 감기처럼 기다리면 낫겠지, 시간이 지나면 증상이 완화되겠지, 잘 먹고 잘 자면 낫겠지 하고 방치했다간 오산이다. 성병은 자연 치유가 불가능하다. 반드시 병원에 가서 주사를 맞든 약을 처방받든 빨리 병원으로 가야 할 것이다.

그러나 너무 걱정하지 말자. 현대 의학의 도움을 받는다면 대부분의 성병은 치료가 가능하다. 처녀가 산부인과에 가는 것을 부담스러워 하는 여자들은 오히려 무지한 것이다. 성관계를 하는 성인이라면 적극적으로 전문 병원을 다녀야 한다.

30
섹스가 정신 건강에 미치는 영향

오랜 시간 금기시되어 온 섹스는 최근 많은 과학 연구를 통해 여러 가지 면에서 정신 건강에 도움이 된다는 것을 증명하고 있다. 섹스가 정신 건강에 미치는 영향을 살펴보자.

- 불안 상태나 불면증을 완화시켜 준다.
- 자존감을 향상시킨다.
- 면역력과 심혈 관계를 강화한다.
- 신진대사를 촉진시키며 수명을 늘려 준다.

성욕은 식욕, 수면욕 등과 함께 인간의 5대 욕구 중 가장 기본적으로 충족되어야 하는 것임에도 불구하고 우리는 그동안 성욕을 무조건 숨기고 절제하며 살아왔다. 그러나 이런 인간의 가장 기본적인 삶의 욕구는 당연히 한 인간의 삶의 질에 영향을 준다. 그러니 당당하게 자신의 성욕을 드러내고 사랑을 추구하며 살아야 한다. 사랑은 인간의 5대

욕구 중에 3단계에 속한다. 그렇기 때문에 섹스와 사랑에 야박하고 무지한 사람이 인생을 즐겁고 행복하게 살고 있다고 말할 수는 없을 것이다.

자신의 욕구에 충실하고 만족한 삶을 사는 사람들은 관대하고, 자비롭고, 평화롭고, 편안하고 여유로우며 넉넉한 마음과 정신 상태를 지닐 수 있다. 하지만 섹스라는 욕망이 사랑하는 사람과 이뤄지지 않아 받는 고통 역시, 삶에서 고스란히 나타나게 된다. 이를테면 회사 상사나, 주변 친구들이 유난히 까칠하게 군다거나, 유별나게 화를 잘 내고, 힘들게 하고, 짜증을 내며, 우울해하고 있는 것은 '지금 섹스를 제대로 못하고 있어요. 사랑받거나 누군가를 사랑하고 있지 못해요'라는 반증이 될 수도 있다.

인간은 자신의 욕구들이 충족되었을 때 자존감도 높아진다. 풍요로움과 행복한 기운은 섹스를 한 사람에게 주어지는 정신적 부요함이다. 이런 성공과 행복한 기분으로 살아가는 것이 나와 주변 모두를 잘되게 만든다.

> "어떤 방식이로든, 누구든, 최대한 사랑하라.
> 사랑의 끝맺음을 두려워하지 말라."
>
> – 아마도 네르보(Amado Nervo, 멕시칸 작가)

Chapter 2

섹스 사업의 대명사 에로영화, 그 실체와 민낯

1

에로의 역사,
인류가 존재하는 한 섹스 산업은 영원하다

에로의 역사는 언제부터 시작된 것일까? 역사상 인간은 살고 싶어서 섹스를 했다. 살기 위한, 열정을 느끼기 위한, 욕망을 충족시키기 위한 삶의 판타지이며, 그 판타지의 충족이 섹스이다. 섹스란 인간이라면 누구나 느끼는 본능이고 욕구이며 식욕, 수면욕, 배설욕, 성욕 등은 우리가 살아 숨 쉬는 동안 끝없이 발동된다. 성공이나 명예, 인기와 같이 2차적인 욕구가 아닌 가장 원초적인 본능이기 때문에 이러한 욕구들로부터 자유로울 수 있다는 것은 자연의 순리를 부정하는 것이다. 실제 인간은 섹스로 인해 태어나, 섹스 때문에 고생하다가 결국 하지 못하게 되는 순간 죽는다. 누구나 영원히 살 수 없기에 본능적으로 자손을 통해 영원불멸을 유지한다. 곧 섹스는 인간을 움직이는 가장 강력한 동력 중 하나다. 따라서 에로에 대한 동경은 누구나 가슴에 품고 산다. 단지 현대사회로 넘어오면서 교육이나 예의, 사회 질서 등의 이유로 절제가 강요되기는 하지만 그것은 표면적인 것일 뿐이다.

역사상 많은 산업들이 등장하고 사라진다. 그중에 인류가 존재하는 한 영원히 번성할 수 있는 산업이 무엇일까? 난 개인적으로는 종교, 의료, 섹스 산업이라고 생각한다. 그리고 물론 의식주일 것이다. 돌아보면 모든 기술과 혁신을 기반으로 하는 사업들은 한 시대를 풍미하다 사라지는 것이고 개인의 성공이나 명예도 한순간이지만, 성을 이용하는 사업들은 시대에 따라 불법과 합법을 넘나들며 이어지고 있다. 결국 인간도 동물이다. 교미와 종족 번식을 위해 그리고 본능적인 욕구 충족을 위해 합법적인 결혼 제도를 만들고 더 나아가 섹스를 위한 도구들과 더 자극적인 일탈을 꿈꾼다.

역사상 섹스가 중요한 역할을 했다는 것은 부정할 수가 없다. 전쟁 후 매춘 사업으로 경기를 살렸다는 패전 국가들의 이야기는 공공연한 비밀이고, 수많은 역사의 기록과 벽화들은 에로를 예술의 주제로 하고 있다. 우리는 현재 섹스에 야박한 사회에 살고 있지만 좀 더 당당히 에로스적인 사랑을 할 수 있어야 한다. 에로스는 큐피트의 다른 이름이며, 사랑과 정욕의 신이다. 프랑스에서는 에로스를 생의 본능, 성적 쾌락과 자기 보존을 목적으로 하는 가장 순수한 본능으로 여긴다.

2

도대체 아무도 안 본다고 하는
그 많은 에로영화, 과연 누가 보는 것인가?

에로영화를 본다고 하면 이상하게 여김을 받을까 자신은 그런 영화를 보지 않는다고 말하는 한국사회. 그런데 에로영화는 끝없이 쏟아져 나오고 대중적으로 소비된다. 에로배우를 알아보는 사람은 의외로 많다. 길을 지나가다 보면 사인을 해 달라고 하는 용감한 팬들도 꽤 있고 친구들을 통해 사인을 받아 가는 사람들도 있다. 가끔씩 SNS에서 내가 그 배우가 맞는지 확인하거나 댓글을 달며 말을 걸어오곤 한다. 하지만 나는 대중적으로는 인지도가 없는 배우이다. 한마디로 음지에서 마니아 팬층을 가진 존재인 것이다. 사실 에로영화의 대박은 극장이 아니라 모텔과 다운로드 사이트이다. 남자들은 모텔에 가면 습관적으로 에로영화부터 틀어 놓는다. 의외로 많은 주부들이 집에서 야한 동영상이라고 하는 영화를 다운받는다. 청소년기를 넘어 성인으로 가는 시기에 그런 동영상을 한 번도 보지 않은 사람은 드물 것이다. 이렇게 은밀한 장소에서 혹은 혼자 있는 시간에 소비되는 영화이기 때문에 아무도 보지 않지만 누구나 한 번 이상은 보게 되는 아이러니가 이 시장을 유지하게 만든다.

- 에로배우와 사귀고 싶어 하는 사람들, 마니아와 사생팬들

활동을 많이 한 에로배우들에게는 나름 마니아 팬층이 있다. 팬들은 자신이 좋아하는 에로배우를 보길 원하며 만나고 싶어 한다. 누군가에게 있어 에로배우는 신비롭고 연예인 같은 존재다. 특히 동성애자들의 경우에는 매우 적극적이라서 촬영장에 선물을 싸 들고 직접 방문하기도 한다. 팬들 중에는 매니저를 하겠다며 지원서를 보내는 경우도 있고, 민망하게도 현장에 '에로배우 도모세 응원합니다' 현수막을 걸거나 피켓을 들고 지켜보는 경우도 있다. 하지만 성인 영화의 배우들이 팬미팅을 하는 경우는 알다시피 전무하다. 어쨌든 성인 영화 시장은 어느 나라에서나 오랜 역사를 가지고 지속되는 시장이며 남자들의 경우 99%가 소비자로 거쳐 가는 시장이다.

3

에로 촬영, 그곳의 가짜 오르가슴

 사실 남자는 현실의 성관계에서도 참지 못할 정도의 쾌감을 느끼진 않는다. 생각 외로 남자의 쾌락은 여자의 쾌락에 비해 6분의 1 정도밖에 안 될 정도로 크게 강렬하진 않다. 남자는 쾌락을 느끼기 위해서라기보다, 몸 안에 쌓이고 누적되는 정자의 양 때문에 섹스를 한다. 하루에도 1억 마리가 생성되는 강렬한 정자들이 몸 밖으로 뛰쳐나가고 싶다는 욕망 때문에 섹스의 충동을 가진다고 봐야 한다. 오히려 쾌락이나 성적 만족이라는 측면에서는 여자의 생식 능력이 월등하다.

 아마 남자는 100명이면 100명 모두 다 신음 소리를 참을 수 있을 것이다. 만약 남자가 과도한 소리를 낸다면, 분명 오버하는 것이다. 에로영화에선 과도한 연출, 사운드, 몸짓, 체위를 하는 경우가 많다. 한국에서는 영화에서 남녀의 성기를 실제로 애무하지 않는다. 애무하는 척만 하거나, 자신의 손가락을 빠는 식으로 대체하는 것이다.

정사 신에서 실제 정사가 이루어지지 않는다는 것은 모두 아는 사실이다. 그러니 정사 신은 애무와 성행위를 연기하는 생고생일 뿐이다. 게다가 현실의 정사 신에서는 민망한 자연현상도 마주해야 한다. 원치 않는데 발기가 된 남자 배우, 생리하는 여자 배우, 상대 배우가 유난히 땀을 많이 흘리거나 암내가 심한 경우도 있다. 사실 이런 상황에서 연기하는 오르가슴의 현실에 대해 알고 난다면 오히려 영화가 흥분을 주기는커녕 혐오감이나 주지 않으면 다행이다.

- 벗겨져 버린 공사

베드신에서는 남자 여자 배우들은 모두 중요 부위에 테이핑을 한다. 여자는 중요 부위에 약국에서 파는 근육 테이프를 붙인다. 남자 또한 발목 스타킹 또는 근육 테이프로 성기 부분이 드러나지 않게 고정한다. 그리고 이렇게 성기를 가리는 작업을 공사라는 단어로 설명한다. 베드신이 계속 진행되는 와중에 공사가 벗겨져 버리는 경우도 있다. 이럴 때도 배우들의 유형은 둘로 나뉜다. 흐름을 끊지 않고 끝까지 끝내고 난 후에 몸을 추스르는 유형과 바로 촬영을 끊고 재공사를 하는 유형이다. 하지만 남은 촬영 시간에 따라서 무조건 강행하기도 한다. 30초~1분 남짓 남은 상황에서라면, 부끄러움을 참고 끝까지 하는 게 촬영진 모두에게 합리적인 선택이 될 수도 있다. 그러나 대부분의 상황에서라면, 공사를 수정하고 재보완하여 오는 것이 맞는 선택이다.

4
에로배우는 베드신을 가장 싫어한다

중년의 아저씨들이 밤만 되면 아내가 무섭다는 말이 있듯, 에로배우들은 베드신을 매우 기피한다. 모든 배우들은 촬영장에서 어떻게 해서든 베드신 촬영 개수를 줄여 보려는 노력이 가득하다. 그만큼 베드신을 싫어한다. 보통 사람의 섹스 시간은 보통 5~15분 정도다. 그런데 에로 촬영에서는 생판 모르는 여자와 베드신이 30~40분이다. 그것이 하루에 4번에서 많게는 8번까지 있다. 이것은 마치 이미 탕수육, 자장면, 짬뽕을 모두 다 먹은 상태인데, 계속해서 똑같은 양을 4~8번 꾸역꾸역 먹는 것과 같다.

이제 탕수육과 자장면과 짬뽕의 맛은 더 이상 내가 알던 그 맛이 아니다. 그냥 밀가루 덩이들일 뿐이다. 에로배우들에게 베드신 또한 마찬가지다. 이미 새벽부터 바쁘게 준비하고, 잠도 제대로 못 자면서 대사를 외우고 일반 신 촬영에 온 정성을 기울이고 난 후이다. 정신과 육체가 모두 탈탈 털리고 소모된 상태에서 베드신이란 고역이고 특히 오랜 시간의 베드신에서는 현기증이 나거나, 토를 하는 경우도 있다.

어떤 여배우는 베드신이 있다고 하면, 그 전날부터 아예 밥을 먹지 않는다고 한다. 밥을 먹으면 체한 느낌인데다가, 소화가 잘 안되고, 베드신 중 화장실에 가고 싶어지는 경우가 있어 아예 굶고 촬영을 강행하는 여배우들도 많다.

만약 베드신이 하루 3~5개인 경우, 가능하다면 누구나 한 번에 몰아서 찍기를 원한다. 특히 베드신은 누구나 들어 봤을 '공사'라는 것을 하기 때문에 촬영이 더 힘들다. 여자는 중요 부분에 근육 테이프로 테이핑을 하고 남자도 발목 스타킹으로 성기를 감싸고 베드신에 들어가기 때문에 테이프를 떼고 다시 붙이는 일은 상당히 고역이다. 그래서 베드신은 웬만해선 몰아서 하는 경우를 선호한다. 매도 먼저 맞는 것이 낫다고 가장 번거로운 것을 빨리 끝내 버리고 싶은 심정인 것이다.

체력적으로 너무 힘이 드는 데다가 몸의 컨디션까지 나빠져 아프기라도 하면 진짜 곤욕이기 때문에 각자 나름대로 보양식을 챙겨 먹고 오거나, 약을 가져와서 베드신 도중에 챙겨 먹는 경우가 대부분이다. 누구는 커피로, 누구는 비타민으로, 보충제로, 녹용으로, 홍삼으로, 붕어즙으로, 도라지즙으로, 레몬즙 등으로 자신들에게 맞는 보양식들이 항상 배우들 곁에 있다.

나 역시 여러 가지 보양식으로 체력이 떨어지지 않도록 실험을 해 보았다. 나 같은 경우에는 레몬이 가장 잘 맞았다. 레몬을 생으로 즙을 내서 마시면 그날 촬영에서는 대사도 잘 생각나고, 민첩해지고, 피곤함이 잘 느껴지지 않았다. 촬영장에서는 배우들만 힘든 것이 아니다. 감독, PD, 촬영감독, 조명감독, 미술감독, 음향감독, 스태프들 모두 다 힘들다. 다들 각자만의 보양식이 준비되어져야 한다. 그래서 기본적으로 영화 촬영장은 항상 간식거리와 에너지 드링크 같은 건강 음료들을 주변에 많이 배치해 둔다. 상황이 이렇다 보니 어떤 때에는 이곳이 촬영장인지, 병원인지, 한의원인지를 방불케 하는 현장이 되기도 한다. 워낙 체력 소모가 많은 촬영이라 체력이 떨어지지 않도록 그전에 막으려는 필사적인 몸부림이다.

5

실제 현장의 다양한 촬영 중단 사태들

촬영장은 예상치 못한 돌발 상황의 연속이다. 오늘은 또 어떤 일이 있을지 긴장이 되기까지 한다. 촬영이 무사히 끝나면 그곳에 참여한 모두가 안도의 한숨을 돌리곤 한다. 그만큼 모든 게 무사히 끝나기가 쉽지 않다는 반증이리라. 어떤 여배우는 촬영 도중 뜬금없이 촬영 출연료를 올려 달라 아니면 촬영을 못하겠다고 해서 촬영이 중단되는 경우도 있고, 촬영을 앞두고 성형 수술을 하는 바람에 부기가 아직 안 빠진 상태로 촬영장에 나타나 촬영이 취소된 경우도 있고, 촬영 전날 남자친구에게 맞아 얼굴이 터져서 오는 경우도 있고, 상대 배우가 너무 뚱뚱하고 못생겨서 저 배우와는 절대로 베드신을 할 수 없다고 해서 촬영 시나리오가 바뀐 경우도 있고, 여배우가 남자친구에게 돈을 뜯기고 있는 안타까운 상황인데도 일단 촬영을 해야 하는 비정상적인 경우도 있다. 이처럼 촬영 당일 갖가지 이유들로 배우들의 잠수나 펑크가 생기기도 한다. 촬영장은 긴장감, 극도의 감정 표현과 대사의 압박, 신의 압박으로 인해, 심장이 약한 경우 갑자기 심장 이상 증세로 혹은 기절로 응급실에 실려 가는 사태가 종종 일어나기도 한다.

  배우들과 감독들은 두 가지 성향으로 나뉜다. 극도의 긴장감으로 어떻게든 이 사태를 발 빠르게 해결하려는 부류와 그냥 내버려 두면 어떻게든 해결된다는 관망의 부류다. 더 구체적으로 보자면 문제를 공격적으로 압박해서 해결하려는 쪽과 방어적으로 이해하고 내버려 두는 쪽으로 구분할 수 있는데 공격적으로 압박해서 해결하는 쪽은 '가만히 내버려 두면 안 된다'는 의식이 깔려 있다. 한번 이런 식으로 봐 주게 되면, 계속해서 이런 일이 일어나게 되니까 그전에 바로잡아야 한다는 생각이다. 자꾸 이해해 주고 배려해 주니까 더욱더 버릇없고 개념 없이 구는 것이 아니냐는 논리이다. 방어적으로 이해하는 쪽은 너무 민감하게 대응하면 오히려 사람에 대한 반감을 가지게 되고, 사람을 잃을 수도 있고, 상황을 더 악화시킬 수 있으니 가만히 내버려 두어 알아서 해결되게끔 하자는 생각이다.

에로영화판에도 존재하는 보수와 진보

　영화판에서도 보수와 진보가 있다. 영화판에서의 보수적인 성향의 성격은 후자인 자유주의이다. 내버려 둬라. 알아서 될 것이다. 최소한의 개입을 말한다. 누군가 개입해서 강하게 조율하는 것이 오히려 결국에는 영화판을 축소시키고 상황을 더 어렵게 만든다고 보는 요지이다. 영화계의 자유를 추구하는 것이 에로 세계의 보수파들이다.

　문제가 발생하면 적극적으로 개입해서 혼내기도 하고, 자유보다는 규제와 계약을 우선시하며, 서로 비교할 수 없도록 출연료도 일정 부분 비슷하게 조절하여 모든 사람이 평등하게 받자는 논리이며, 잘못했을 시 법적 책임을 물어 가며 전체 통제에 잘 따라야 한다는 논지가 에로 세계의 진보라고 할 수 있다.

두 가지 성향 모두 각자의 장단점이 있다. 보수적인 영화 세계관에서는 적극적인 성장이 이뤄질 수 있다. 그러나 여기도 빈익빈 부익부의 문제, 즉 능력이나 인도에 따라 출연료나 대우의 차등이 크고 그에 따른 노력과 능력도 더 활발하게 이루어진다.

반대로 진보적인 성향의 에로영화 관계자들에게서는 적극적인 성장이 이뤄질 수가 없다. 모두 다 같이 고생하는데 누구는 많이 받고, 누구는 적게 받는 게 말이 안 된다는 식의 논리가 뿌리 깊어 모두가 동일한 조건과 대우를 받게 되면 오히려 정말 뛰어난 인재나 영화의 경쟁력도 약해진다. 노력해 봐야 누구나 똑같이 배분을 받는다면 굳이 더 고생을 할 필요가 없다는 생각이 들기 때문이다. 특히 에로영화의 종사자들을 일반 영화판보다 야망이 큰 사람들이 모여 있는 곳이 아니기 때문에 오히려 수동적이 되기 쉽다.

따라서 영화 세계에서도 각자의 성향이 맞는 사람끼리 뭉치게 되는데 자신이 잘나가는 배우, 소위 스타라면 보수적인 성향의 감독을 선호하고, 단순히 돈을 벌기 위해 혹은 아르바이트로 일하는 사람들은 진보적인 성향의 감독들을 선호하는 측면이 강하다. 그리고 이는 생각보다 공공연하게 벌어지고 있는 일이다.

7

사람 옵니다! 컷! 숨어! 덮어!
제발 그냥 가세요~ 소소한 촬영입니다!

구경꾼들이 모여드는 야외에서 베드신 촬영은 가능할까? 실제 야외 베드신은 다양하다. 차 안 베드신, 오픈카 베드신, 수영장 베드신, 산정에서의 베드신, 제주도 동굴 베드신, 바닷가 베드신, 골목길 베드신, 영화관 베드신, 골프장 베드신, 고속도로 베드신, 고속버스 베드신, 폭풍우 베드신, 눈밭 위 베드신, 촬영 장소는 상상을 초월하는 경우가 꽤 있다. 야외 베드신 중 가장 힘든 계절은 여름이다. 샤워실은 없고, 에어컨도 없고, 모기는 달려들고, 가만히 있어도 땀범벅이 되는데, 그런 몸 상태의 상대 배우와 합을 맞출 것을 생각하면, 정말 저 지구 반대편으로 가 버리고 싶은 충동을 느끼게 만든다. 한여름 야외 베드신은, 일명 데드신이다. 한마디로 죽어 나가는 날이다. 그래서 모든 에로배우들은 야외 베드신을 상당히 꺼린다. 싫은 이유는 이뿐만이 아니다. 같은 베드신이라도, 노면의 딱딱함과 지나가는 비행기 소리와 예기치 못한 사람들과 차들로 인해, 현장은 언제나 일촉즉발의 긴장감이 흐른다.

바깥에서는 그곳 주민들과 차들이 지나간다. 보통은 사람이 없는 장소를 선정해서 베드신을 찍지만, 온전히 모든 사람들과 차를 통제할 수는 없는 일이다. 이때 이 상황을 즉시 전달하기 위해 망을 보는 역할의 스태프도 있다. 그래서 갑자기 사람이 오게 되면 "컷컷컷! 사람 옵니다! 숨어! 덮어! 우당탕탕" 이런 일련의 과정이 한 신을 찍기 위해 수없이 반복된다. 꼭 촬영을 시작하려고만 하면 사람이 오거나, 차가 오거나, 비행기 소리가 심해지거나, 카메라 배터리를 교체해야 한다거나, 갑자기 대사가 생각이 안 나거나, 한 번 더 대사를 봐야 한다거나 등의 일이 비일비재하다. 이러다 보니 촬영 업무량의 비해 속도가 나지 않고 제자리걸음을 반복하게 되면, 어떤 배우들은 일단 대충이라도 빨리 끝내고 그저 에어컨이 있는 곳으로 가려고만 한다.

낯선 구경꾼들 사이에서 생판 모르는 사람들이 자신을 보는 게 불쾌하다고 짜증을 내는 여배우들도 있고, 계속되는 NG에 울어 버리는 여배우들도 있다. 마구잡이로 모여들어 촬영을 방해하는 사람들로 인해 촬영이 결국 취소되기도 한다. 그럼에도 꼭 호기심 많은 사람들은 차를 세우고 물어본다. "연예인 누구예요? 무슨 촬영이에요?" 그럼 영화 스태프는 "그냥 단편영화예요, 작은 영화에요, 감사합니다, 촬영해야 돼서 가주세요"하며 보내려고 노력하지만 별로 소용이 없다. 꼭 배우들의 얼굴을 보고 '모르는 얼굴이네' 한마디를 던지고 가야 직성이 풀리는 사람들이 있다. 또 간혹 주민들에게 피해를 주면, 싸움으로 번질 수도 있기 때문에 촬영팀은 항상 죄인의 입장으로 최대한 공손하게 부탁하고 양해를 구한다. 집 나가면 고생이라는 말이 있듯, 베드신도 집 나가면 개고생이다!

8

한국 에로영화의 할리우드, 대부도

안산 대부도 펜션들은 70% 이상의 에로영화가 촬영되는, 우리 사이에서는 유명한 촬영지이다. 나 또한 몇 번을 가 본지 모르겠다. 그만큼 에로배우들에게 대부도는 자기 동네만큼이나 훤하게 꿰뚫고 있는 지역이다. 어디에 뭐가 있고, 어디가 시내이며, 어디가 바닷가고, 어디에 펜션이 많은지, 어느 펜션이 좋은지 웬만한 지역 정보는 거의 꿰차고 있다. 에로배우들은 인천 대부도의 인간 내비게이션이라고 할 수 있다. 그만큼 많은 시간을 함께 보내는 지역이 대부도이다. 에로배우에게 있어, 대부도란 스튜디오 같은 곳이다. 에로영화의 성지, 에로영화가 만들어지는 대부분의 장소가 바로 이 대부도이다.

배우들은 촬영 장소를 공지를 받으면 "또 대부도야? 이번에도 대부도야? 역시 대부도야?" 그러다가 곧 체념한다. 그저 그다음에도 대부도이겠거니 또 그 그다음에도 대부도겠지 하게 된다.

촬영장으로 선택받는 장소는 크게 세 가지의 특징을 가지게 된다. 서울과의 접근성, 주변의 조용함, 주변 지형지물의 활용성(바다, 갯벌, 하늘, 산)이다. 이 세 가지를 모두 충족한 곳이 대부도인 것이다. 사실 서울에서 대부도까지 그리 가까운 거리는 아니다. 50~79km 정도가 된다. 따라서 차가 없는 배우들에게는 불편한 장소이기에 차는 필수다. 만약 이 거리를 택시로 왕복했다고 한다면, 8만 원 정도가 나온다. 하루 왕복 16만 원이 깨지며, 만약 매일매일 대부도로 간다고 생각했을 때, 한 달에 480만 원이 택시비로 나가는 셈이다. 오히려 외제차를 할부로 구입하는 것보다 비싸다. 외제차는 남기라도 하지, 이건 월세처럼 허공으로 날아간다. 따라서 일이 많은 배우들은, 차를 사는 것이 오히려 돈을 버는 것이다. 그래서 나는 배우들에게 차를 살 것을 권한다. 절약한답시고 차를 사지 않는 경우에는 자신의 상품성에도 문제가 생긴다. 제작사 측에서도 저 배우는 우리가 픽업도 해 줘야 될 만큼 일이 별로 없는 배우이거나 혹은 잘나가지 않는 배우라고 생각하여 일의 우선순위도 밀리게 되는 것이다. 이는 자신의 몸값 협상에서도 고스란히 나타나게 된다. 물론 다 그렇지는 않겠지만 이러한 외적인 모습에서 보이는 영향력을 무시할 수 없다. 속물 같아 보이겠지만 이 에로영화 세상은 보이는 것만이 전부인 세상이다. 이곳에서도 빈익빈 부익부 현상이 있고, 겉모습이라도 여유가 있고 성공한 배우로 보이는 것은 중요하다. 모두가 저마다 다 힘든데, 힘든 사람의 어려움까지 짊어질 여력이 있는 사람은 세상 어디에도 없다. 그러니 이왕이면 여유 있고 적어도 나에게 부담이 없거나 도움을 줄 수 있다고 생각되는 사람을 선호하는 것이다.

이는 모든 세상이 그렇다. 자본이 잠식된 회사에는 투자자가 없는 것처럼 말이다. 배우는 하나의 회사다. 망해 가는 회사와 거래하고 싶은 거래처는 없다.

9
홍콩의 전설적인 스타, 성룡도 에로배우 출신이다

 일단 에로영화로 데뷔해서 나중에 일반 영화배우로 성공할 수 있을까? 물론 성공할 수 있다. 그러나 절대 쉽지는 않다. 한국 사회의 색안경이 있기 때문이다. 우리가 모두 다 알고 있는 중화 스타 영화배우 성룡의 경우, 무명 시절이 있었다. 그 역시 처음부터 화려한 스타가 아니었다. 젊은 시절, 스턴트맨과 엑스트라로만 돈을 벌기가 쉽지 않자 1970년대에 성인 비디오 영화에 출연하기에 이른다. 출연작의 이름은 〈올 인 더 패밀리〉라는 영화로, 코믹적인 요소가 가미된 성인 영화로 알려졌다. 하지만 성룡은 성인 영화 출연을 개의치 않다는 듯 "무명 배우가 돈을 벌기 위해서라면 성인 영화 출연은 당연한 수순이다"라고 말했다. 이렇듯 성인 영화에 출연했다고 해서 톱스타가 되지 말라는 법은 없다. 그러나 한국 사회에서는 에로배우가 톱스타로 성장하기는 어렵다. 한국 사회에서는 에로배우를 저급하게 인식하기 때문에 일반 상업 영화에 출연하기 어렵다. 아무리 연기를 잘한다고 하더라도, 제 아무리 날고 기고 대단하더라도, 에로배우라는 딱지는 영화판에서 인정해 주지 않는다. 따라서 에로배우로서 일반 영화까지의 성공을 꿈꾼다면, 그 꿈은 단호히 접는 게 나을 것이다.

그러나 실망할 필요는 없다. 인생은 끊임없이 요동친다. 이는 모든 사회구조에서 각자의 역할을 가진 모두가 그렇다. 지금 을의 입장이라고 해서 언제나 약자의 자리에 서 있지는 않는다. 나는 긴 인생에 영원한 약자도 없고, 영원한 강자도 없다고 믿는다. 사람은 변화하기 마련이고, 또한 능력이나 운도 크게 변화된다. 좋아지기도 하고, 크게 나빠지기도 한다. 아무리 첫 시작이 나쁘고, 학벌이 변변찮고, 취업이 뜻대로 잘되지 않고, 알바조차 구하기 힘든 이 사회 속에서의 자신일지라도 10년 후의 모습마저 그러라는 법은 없다.

나는 21살부터 이 사회에서 남들이 하찮게 여기는 막노동이라는 힘든 일을 했다. 새벽부터 목숨이 위험한 일을 하고 있을 때, 누군가는 그 막노동 일을 소개하는 것으로 먼지 하나 마시지 않고, 앉아서 더 많은 돈을 버는 사람이 있다는 것을 알았다. 건물 공사장에 잡부로 일하러 나갈 때면, 대체 이런 공사의 건물을 누가, 어떤 돈으로 올리는지, 그들은 어떻게 수익을 내는지 궁금했다. 부대찌개 음식점 서빙 아르바이트를 할 때에는 사장은 어떤 노력을 기울이고, 어떤 스트레스를 감수하는지 궁금했고, 그곳에서 음식점이 잘될 수 있는 방법을 고민했다. 내가 사장은 아니지만, 이 사업장을 잘되게 하도록 최선을 다해 보자는 고민들이 나의 태도와 능력과 노하우가 되었고, 브랜드라는 것, 경영이라는 것, 돈을 버는 방법, 직원들의 입장, 사장의 입장, 월세를 받아먹는 건물주의 입장, 건물 대출 이자를 받는 은행의 입장, 그 모두에게 세금을 받아 내는 국가의 입장 등 계속 다방면으로 고민했다. 물론 이런 것을 생각한다고 해서, 당장 내 삶이 바뀌지는 않는다. 그러나 볼 수 있는 눈을 키우기 위해 최선을 다하는 것은 장기적인 미래를 두고 볼 때, 삶의 선택과 태도에서 차이가 나게 된다.

자신이 지금은 진흙에 뒹구는 애벌레더라도, 본연의 가치는 나비라는 것을 잊지 말자. '내가 이걸 무엇 때문에, 왜 열심히 해야 되는가'라는 생각을 갖지 말자. 그렇게 필사적으로 노력하고, 고민하고, 이겨 낸 순간들이 모여 자신의 능력이 되는 것이다.

10

에로영화에서 실제 정사가 이루어지기도 한다?

에로배우들의 성추행, 성희롱, 성폭행 사건. 일본의 경우는 실제 애무, 성관계가 이뤄지지만, 한국 영화에서는 실제 애무나 성관계는 이뤄지지 않는다. 그러나 아주 간혹 실제로 삽입이 됐다? 어쩌다 보니 그렇게 됐다? 그런 사건 사고 소문들은 많이 돌고 있다.

현역에서 활동해 본 사람으로서 나의 생각은, 절대 실제로 삽입될 수가 없다. 그래도 굳이 그런 일이 일어났다고 한다면, 이것은 남녀 배우 둘 다 서로 섹스를 하고 싶은 욕정이 가득했다고 설명할 수 있겠다. 의도적으로 공사 장치를 풀고, 실수를 가장하여 섹스를 자행한 것이다. 그러나 간혹 실제 섹스하는 모습을 영상으로 담고 싶다는 감독이 있기도 하지만 이건 우리나라에서는 분명히 불법이다. 일을 오래하는 배우들은 실제 섹스 베드신에 강한 거부감을 나타낸다. 이게 아직 한국 사회에서 받아들일 수 있는 문화적 여론이 형성되어 있지 않기 때문이다. 또한 한번 소문이 나면, 다른 곳에서의 일이 끊어지기 때문에 그러한 일에 동의할 수 있는 프로 배우는 없다.

에로배우에게도 자신만의 프라이드, 커리어가 존재한다. "저 배우는 실제로 섹스 베드신을 한대" 이러한 소문은, 곧 이미지 쇄신과 몰락으로 이어지므로 실제 섹스로 진행된 경우는 없다. 간혹 한국 배우가 일본으로 넘어가서 일본 현지 배우들과 현지의 방식대로 실제 정사를 찍었다는 소문은 많지만 확인된 것은 없다. 일본에서는 영화에서 정사 신을 실제로 진행한다. 이에 일본에 가서 베드신을 진행하는 배우들은 일본법을 따르는 경우가 생길 수도 있다. 그러나 이마저도 한국 배우들이 현실적으로 일본까지 가서 촬영할 일이 전혀 없다고 보는 것이 맞다.

일본 입장에서는 굳이 여기서도 배우가 많은데 말이 통하지 않고 보수적이기까지 한 비싼 한국 배우를 써서, 비행기 값, 호텔 투숙비를 들일 필요가 없다는 것이다. 게다가 에로영화판에서도 한일 경쟁이 있다. 한국 에로배우들도 일본 에로배우들에 대한 묘한 경쟁심이 있다. 그들보다 베드신을 더 잘해야 된다, 일본인보다 허리 힘이 강력해야 된다, 내 바운스가 그들보다 빨라야 된다 등의 투쟁심이 있다. 물론 나만 투쟁하는 것일 수도 있다.

때론 여배우와 감독 간의 법정 공방, 고소 사태도 발생한다. 유명 여배우의 경우도 논란이 있었는데, 이러한 논란 자체가 영화를 성공시키기 위한 네거티브 노이즈 마케팅이 아니냐는 시선도 있었다. 이런 이슈가 수면 위로 불거지면, 덩달아서 영화가 인지도가 올라가기 때문이다. 실제로도 영화의 흥행을 위해 일부러 이슈를 위한 논란을 만드는 제작사의 노력이 있기도 하다. 그러나 이러한 노력에도 불구하고 손익분기점을 가뿐히 넘기고, 이윤을 남기기는 쉽지 않다.

실제 정사 논란? 성기 노출? ○○배우 구급차 실려가 기절하고 만든 영화, 약 빨고 만든 영화 등 이와 비슷한 수식어 단어가 붙은 영화의 대부분은 홍보성이다. 그러나 대중들을 홀리는 가장 강력한 문구이기도 하다.

11
에로영화의 남자 배우 품절 현상

성인 영화 촬영장에서 남녀 배우들은 알몸에 대해 크게 부끄러움이 없다. 아무런 감흥도 없다. 그러나 벗은 가치는 남녀가 다르게 나타난다. 남배우가 벗은 것은 크게 신경 쓸 거리가 아니고, 여배우가 벗은 것은 더 신경 써 주고 대우해 주는 것을 당연히 여긴다. 하지만 이런 문화는 현장에서 무시당하는 남자 배우들이 다른 업종으로 이직하는 불평등한 분위기를 만드는 데 일조하게 된다. 남자도 사람이고 배우라는 자존심이 있는데 에로배우라는 타이틀에 직장에서까지 제대로 대우를 받지 못하니 더 이상 버티지 못하는 것이다.

보통 여배우가 더 귀할 것이라고 생각할 수 있지만 오히려 지금은 반대다. 최근 들어 남자 배우 품절 현상이 짙어졌다. 일본에서도 남자 배우가 귀하다. 여배우를 우대하는 현상이 남자 배우의 이탈 현상을 일으킨 주된 요인 중 하나이다. 똑같이 주연 배우인데 남자 배우는 더 적은 출연료와 대우를 받는다. 예를 들어 여배우의 경우 회사에서 픽업해 주고 모든 케어를 해 준다. 또한 남자 배우보다 30% 이상의 높은 출연료를 받는다. 실제 대중 영화가 남자 배우 위주로 돌아가고 남자 배우들의 몸값이 더 높은 것과는 정반대의 상황이다. 동등한 대우를 받아도 힘든 촬영인데, 차별이 있으니, 이를 인지하는 남자 배우들은 이탈한다.

나는 오히려 이러한 불평등에 감사한다. 나를 여배우 이상으로 존중해 주었다면, 한평생 에로영화판에 갇혀 생을 마감할 뻔했다. 그렇다면 아마도 이 책은 영원히 나오지 않았을 것이다. 기본적으로 가지고 있던 음지 생활의 불안과 더 나은 삶을 고민하던 나에게 이런 에로영화판의 불평등한 상황은 계기가 되었다. 옳지 않다면 아무리 어려운 상황이라도 정당하게 분노하고, 타협하지 않고 새로운 길을 열어야겠다는 신념이 나를 움직이게 했고, 내가 가고 싶은 삶을 위한 새로운 도전에 시작할 수 있는 발판이었다.

12
외국 여배우들은 공사를 하지 않는다

한국의 에로영화 문화는 서로의 중요 성기를 다 가리고 베드신을 진행하는 것이 기본이지만, 외국에서 촬영을 했던 여배우들은 공사를 잘 하지 않는다. 공사를 하지 않는다니? 그렇다면 오히려 더 야하고 좋은 게 아닌가 싶을 것이다. 그러나 이것도 사람 나름이다. 노공사의 문제는 생각보다 간단하지 않다.

일단 외국인들마다 각자 특유의 향이 강한 나라의 사람들이 있다. 특히 러시아가 그렇다. 베드신을 할 때, 정체 모를 향이 계속 온 방 안에 진동하는 것은, 참으로 견디기 힘들다. 겨드랑이에서 나는 것인지, 성기에서 나는 것인지 알고 싶지도 않다. 외국 여배우들은 서양인일수록, 잘 씻지 않는 성향이 짙다. 유명한 할리우드 배우들 중에서도 씻지 않기로 유명한 배우들이 있어 가십거리가 되곤 한다. 신체를 접촉하게 되는 에로배우들에게 있어서 가장 힘들고, 혐오스러운 배우 역시 잘 씻지 않는 배우다. 그러니 귀찮다고 씻는 것을 생략하는 외국 배우들과 작업이 즐거울 수만은 없다.

흔히 남자들에게는 백마를 탄다고 해서 백인 여성과의 섹스를 꿈꾸는 사람들이 많다. 그들의 환상을 깨게 되어서 미안하지만 서양인들의 특유의 암내와 함께 더 힘들게 하는 것은 그들의 체모이다. 외국 여배우들의 털은, 여자의 털이라 믿기지 않을 만큼 억세고 따갑다. 온몸의 털이 가시 같은 경우도 존재한다. 외국 여배우는 촉감마저 함께 일하기 힘든 존재다. 언어의 장벽도 마찬가지다. 베드신이라고 해서 베드신만이 있는 게 아니다. 영화의 70%는 일반 연기다. 이때 기본적인 영어를 잘 못하는 남배우라면 이들을 통솔력 있게 리드하기 힘들다.

그나마 가장 같이 일하기 좋은 인종이 일본 여배우이다. 섹스의 대부분의 같은 인종에서 이루어지는 것은 다 그만한 이유가 있는 것이다. 대부분의 일본 여배우들은 청결하고, 친절하고, 상냥하다. 남배우들을 존중하고 일하는 법을 안다. 오랜 AV 영화의 역사답게 프로 정신이 있다고 하는 게 맞을 수도 있다. 이처럼 에로영화판에 있다 보면 문화적, 민족적 다양성에 대한 이해도 생기는 경험을 하게 된다.

13

과연 에로영화 배우들의 수입은 얼마일까?

스케줄상으로는 하루를 일하는 에로배우. 하지만 그 하루는 3일 이상이 포함된 하루다. 에로라고 해도, 영화는 영화다. 대본이 있고, 사전에 대본 리딩이라는 것을 진행한다. 또한 촬영 당일에는, 그 전날 의상 준비와 대사를 최종적으로 점검해야 하기 때문에 잠을 제대로 못 이룬다. 촬영이 있는 날은 다들 보통 새벽 4~5시에 일어나 준비하고, 촬영장으로 간다. 그리고 새벽까지 촬영을 하면 꼬박 이틀이 날아간다. 하루의 촬영은 사실상 배우들에게 있어서 최소한 3일에 해당한다.

그러나 관례라는 명목으로 배우들은 이 모든 시간과 노력을 단 하루치 일당으로 보상받는다. 하루 기준, 남자 출연료는 50~70만 원, 여자 출연료는 100~300만 원 사이로 정해진다. 그리고 여기서 3.3%를 공제한 후에 받게 된다. 하루 일당으로 많다고 생각하면 많고, 적다고 생각하면 적은 돈이다. 그런데 에로배우들의 돈은 고스란히 비용으로 다

날아간다. 협찬이라는 것이 거의 없는 성인 배우들은 기본적으로 촬영을 위해 의상부터 헤어 메이크업, 유류비, 자기 관리, 몸매 관리, 생활비 등을 모두 이 돈으로 해결해야 하는 것이다.

그렇다고 출연료를 협상하는 것도 문제이다. 이미 관례라고 정해진 액수 이상을 요구하게 되면, 절대적으로 을의 입장인 배우는 추후에 어떤 식으로든 불이익을 당할 수밖에 없다. 인지도도 없고, 노조도 없는 무명의 에로배우가 출연료를 협상할 수 있다고 생각하는가?

막노동 급에 해당하는 체력 소모와 정신 소모 그리고 영혼까지 탈탈 소모된 기진맥진한 번아웃 상태가 되어서야 촬영이 끝나기에 결코 쉽게 돈을 벌 수 있는 직업이 아니다. 그에 비해 배우들의 처우나 영화를 위한 투자는 영원히 제자리이다. 이것이 현재 성인 영화 시장의 현실이고 앞으로도 나아질 기미는 보이지 않는다. 따라서 쉽게 돈을 벌 수 있다는 생각으로 이 바닥에 발을 들이고자 하는 사람들은 다시 한번 생각해 보기를 권한다.

14

우리나라 에로배우들은
왜 대부분 다 가난하고 불행한가?

한 달에 촬영이 며칠이나 될까? 이 일의 특성은 일이 불규칙적으로 몰린다는 것이다. 일이 많을 땐 너무 많아서, 일이 없을 땐 너무 없어서 힘들다. 극도의 흥분과 긴장 상태에서 갑자기 쉬게 되는 날에 사람은 무엇을 하게 될까? 쉬는 것보다는 스트레스를 푸는 것이 먼저이다. 그러니 돈을 쓰지 않을 수 있을까? 에로배우인 우리가 밤샘 촬영과 그 여파로 며칠을 보낸 후에 쉬는 날이라고 정상적인 일일 아르바이트를 할 수 있을까? 결국 돈을 버는 것보다 쓰는 날이 더 많은 구렁텅이에 빠지게 된다.

배우들이 촬영장에서 받는 스트레스는 상상을 초월한다. 그러다 보니 촬영 내내, 마음속으로 욕을 되씹으며 일을 버틴다. 그러니 그 촬영이 끝나고 다음날이 되면, "에라 모르겠다~ 다 써 버려~" 이런 마음 상태가 된다. 어떤 여배우는 백화점에 가서 쇼핑을 한다든지, 어떤 배우들은 최고급 음식점들에서 외식하거나 배달 음식을 코스별로 다 시켜 버린다든지, 대형 마트에 가서 50만 원어치 장을 본다든지, 물건을 사러 간다든지, 가구를 보러 가든지, 각자 다들 다양하게 돈을 써 버린다.

이를 우리는 시발 비용이라고 한다. 이러한 시발 비용에 대해 절제력이 있고 절약하는 사람이라고 하더라도, 에로배우로 활동하는 배우들은 기본적으로 다들 빚이 있다. 그렇지 않았다면 이 바닥까지 들어오지 않고 연극이나 영화에서 상업 배우의 꿈을 꾸었을 사람들이다. 모두 경제적인 이유로 성인 배우가 되는 것이다. 그러니 빚이 있는 것은 당연하고, 부양해야 할 식구들이 있다거나, 자신이 집안의 가장이거나, 어떤 식으로든 경제적으로 어려운 상태의 배우들이 많다.

배우들은 왜 하나같이 이혼한 사람이 많을까? 아무리 일을 해도 거의 마이너스가 되는 상황과, 상태의 조건에서 기본적으로 가난이라는 짐을 안고 시작한 직업이 만족스러울 리가 없다. 사람은 누구나 숨만 쉬고 있어도 돈이 나간다. 특히 연예계나 유흥업계의 사람들, 배우, 가수, 연예인 직종의 사람들이 씀씀이가 커질 수밖에 없다. 이 직종의 사람들은 자기 자신이 상품이기 때문이다. 관리하고, 운동하고, 예뻐 보여야 하고, 멋있어 보여야 하고, 그래야 더 좋은 역할과 더 많은 일을 잡아 낼 수 있기에, 또한 개인 성향으로도 화려하고자 하는 욕망이 기본적으로 탑재되어 있는 사람들이기에 결국 절제하는 사람은 많지 않다.

이러한 악순환과 경제적인 어려움은 결국 가족을 돌보기에 불가능한 상태로 몰고 가게 된다. 가족은 나 몰라라 하고 그저 자기 자신만 아는 이기적인 성향으로 불화를 일으키는 경우도 대부분이다. 결국 무명 연예인으로 활동하다가 기약 없는 촬영 일을 기다리며 본인은 우울증에 걸리고 가족들은 흩어지게 되는 것이다.

15

에로배우의 열악한 현실, 조성호 동거남 살인 사건

일반적인 대중 영화 산업에서도 그러하듯이 배역이 많이 들어오는 소위 잘나가는 배우들은 소수일 뿐이다. 나머지 90%는 배를 곯는 것이 이 바닥이다. 나는 감사하게도 에로 공장장이라는 소리를 들을 정도로 일이 상당히 많은 편에 속했다. 그러나 안타깝게도 그러지 못한 배우들은 한 달에 한 번, 3개월에 한 번, 6개월에 한 번씩 일이 들어오고 당연히 이 일로는 먹고살 수 없게 된다. 보통 그런 경우들은 우울증, 극심한 혼란, 자괴감, 자살, 혹은 살인 사건에 휘말리곤 한다.

보통 그런 경우들은 우울증, 극심한 혼란, 자괴감, 자살, 혹은, 살인 사건에 휘말리곤 한다. 에로배우를 하면서까지 일이 없다는 것은 더 큰 자괴감과 혼란을 가져다줄 수 있는 것이다. 나는 조성호라는 남자 배우와 만난 적도 없고 함께 작업해 본 작품도 없다. 뉴스에 대대적으로 나왔던 살인 사건, 그는 인천의 한 여관에서 카운터 업무를 보는 일을 하며 생활을 이어 가던 중 동거남인 피해자 최 모(40) 씨를 둔기로 내리쳐 살해하고 시신을 훼손해 대부도 일대 두 곳에 유기했다.

촬영장에 출석 도장 찍는 기둥서방들의 여배우 중에는, 마음이 착한 건지, 둔한 건지, 자포자기를 한 건지, 자신의 남자친구에게 모든 돈을 다 뜯기는 경우가 허다하다. 남자친구가 촬영장에 픽업해 준다거나 매니저 역할을 하고 있는 모습까진 이해할 수 있어도, 포주처럼 여배우의 돈을 모두 착취하고, 더 많은 돈을 벌어 오라고 술집에 내보내거나 폭행을 하기도 한다. 심지어 남자 때문에 신용 불량자가 되는 모습은 도저히 이해가 안 된다. 사랑하는 자신의 여자친구를 신용 불량자로 만드는 남자친구가 과연 제대로 된 남자친구일까? 내 눈에는 여배우에게 기생하여 피를 빨아먹는 기생충으로밖에 보이지 않는다. 성인 영화 시장의 종사자들 경우는 아무래도 외로움에 가득 찬 일상이 많기 때문에, 자신에게 좋지 않은 사람이라 하더라도 촬영 없는 빈 공간을 채워 주는 기생충 같은 나쁜 남자에게 엮이기 쉽다. 이런 상황에서 배우들이 사기를 당하거나 경제적으로 착취를 당하는 경우가 있지만 겉으로 드러내지 못하고 도움을 받을 수 없다. 남자친구를 잘못 만난 이들의 상황은 더욱더 어둠의 구렁텅이로 빠져들게 만드는 것이다.

여자 에로배우들은 모두 가슴 수술을 했나요?

이건 의외로 많이들 물어본다. 결론은 '그렇다'이다. 거의 대부분이 가슴 성형 수술을 한 상태이다. 비율로 따지자면 7:3 정도의 비율이라고 할 수 있다. 남자들은 가슴이 큰 걸 좋아한다는 정설에 가슴 성형 수술을 하는 여자들이 많아지지만 반드시 모든 남자들이 가슴 큰 여자만을 좋아하는 것은 아니다.

또한 여자들은 무조건 날씬해야 한다는 강박관념에 시달리지만 사실 마른 배우들과의 베드신은 오히려 아프다. 지금은 80kg으로 꽤 덩치가 있는 몸이지만, 나도 예전에 60kg 정도로 상당히 마른 몸매였다. 거의 뼈와 근육만 있는 마른 몸이다 보니 베드신을 하면 뼈가 부딪쳐서 상대 배우가 아플 수 있다.

- 섹시하지 않은 유두, 섹시하지 않은 과거

　남성들은 보통 내추럴, 자연산 C~D컵을 가장 선호한다. 유두는 핑크빛 혹은 정상적인 크기를 선호한다. 그러나 A컵이나 B컵도 매력이 없는 건 아니다. 그보다는 오히려 수술한 가슴이 만졌을 때, 이질감을 주기 때문에 그 느낌을 싫어하는 남자들이 의외로 많다. 젖꼭지가 섹시하지 않다고 하는 것은, 바로 이 유두의 색깔과 크기를 두고 말하는 것이다.

　그러면 왜 남자들이 여자의 큰 가슴에 집착한다고 생각할까? 그 문제는 남성에게도 있다. 평소 야한 동영상과 유흥, 문란한 성생활과 도덕적 해이함에 많이 노출되었을 확률이 크다. 비교 대상이 있기에 자기 여자의 몸매나 가슴이 섹시하지 않다고 하는 것이며, 문란한 자신 스스로 불만족스러운 상황을 만든다. 비교 대상이 없으면 그렇게 생각하지 않을 것이다. 자신이 사랑하는 여자가 세상에서 가장 아름다울 테니 말이다.

17

에로배우들이 가장 사랑하는 체위, 가장 야한 체위

배우들은 힘들거나 어렵거나 특이한 체위를 싫어한다. 누가 뭐래도 가장 기본이 되는 체위를 선호한다. 정상위 혹은 후배위가 가장 편하고 오르가슴을 연기하기에도 쉽다. 정말 이상하고 어려운 체위를 요구하는 감독들이 있으면, 감독님한테 직접 한번 시범을 보여 달라고 하는 배우들도 있다. 도대체 이게 사람이 할 수 있는 건지 감독님한테 직접 해 보라고 한다. 머릿속으로는 상상하는 거야 쉽지 현실은 다르다. 상대방의 온몸을 들고서 베드신을 해야 한다면, 일 분도 하기 힘들다. 때문에 배우들은 비정상적인 체위를 선호하지 않는다.

그리고 가장 야한 체위에 대한 논쟁, 에로배우들끼리 가장 야한 베드신이 무엇일지 진지하게 토론을 한 적이 있다. 서로의 의견을 종합한 결과 사방에 거울이 있는 곳에서의 베드신이 가장 야하다고 합의를 모았다. 만약 거울이 많은 방으로써 내가 평소 보지 못했던 각도의 모습까지 다 볼 수 있게 된다면, 그것만큼 야한 게 없다는 것이다. 연인과의 권태기라면 색다른 곳에서의 섹스를 시도해 보는 것도 좋을 것이다. 이렇게 호텔이나 모텔 중 거울이 있는 방에서 섹스를 해 보는 게 어떨까?

그러나 거울이 많은 곳을 싫어하는 사람들도 있다. 왜냐하면 거울이 많은 곳은 이중 거울이라 해서 바깥에서 보이는 투시 거울일 수도 있고, 몰래카메라의 위험성도 충분히 내재되기 때문에 거울이 있는 방을 꺼리는 사람들도 많다. 요즘 몰래카메라는 상상을 초월하는 수준으로 심지어 초소형 카메라까지 등장했다. TV 셋탑 박스, 헤어 드라이기, 방 안에 각종 전자 기기, 어디에 설치하든 너무 작아서 육안으로 구별할 수도 없는 크기이므로, 아무리 꼼꼼히 체크한다 해도 일반인이 이를 일일이 다 발견한다는 게 말처럼 쉽지 않다.

18

촬영장에서 귀신 들린 배우들

가수들이 스튜디오에서 귀신을 보면 대박이 난다고들 하고 영화 촬영 중에도 귀신이 찍혔다는 사진들이 종종 기사에 나오기도 한다. 우리 촬영장에서도 귀신을 보았다는 사람은 상당히 많다. 그것도 같은 장소에서 말이다.

귀신들도 섹스를 할까? 귀신들도 섹스에 관심이 있어 찾아오는 건지, 어떤 건지는 몰라도 에로 촬영 현장에 등장하는 귀신 에피소드가 상당히 존재한다. 어떤 배우가 빙의되었다느니, 촬영장 한편에서 촬영을 지켜보고 있었다느니 하는 얘기들이 많은데 실제 한 배우가 귀신을 보고 기겁하여 촬영 장소를 옮겨야 했던 경우도 있다. 귀신도 베드신을 구경하고 싶었을까? 불륜을 저지르고 욕하고 귀신들이 좋아할 만한 내용의 시나리오가 많다 보니, 구경하러 온 게 아닐까?

한번은 귀신이 들린 배우에게 누구냐고 물으니 "나는 한두 명이 아니야… 나는 섹스 못하고 죽은 처녀 귀신"이라고 답하는 귀신 들린 배우도 있었다. 또 어떤 배우는 밥을 먹다가 자기에게 할머니 귀신이 들렸다며 갑자기 식판을 엎고, 소주병을 던져 깨 버리고, 허공에다가 섹스하는 행위를 하고 난동을 피우기에 손발을 묶어야 했던 아찔한 기억들도 있다.

몇몇은 웃고 있었지만, 상황은 심각했다. 빨리 빙의를 벗어나게 해야만 했다. 찬물을 끼얹기도 하고, 대화로 해결하려고도 하고, 결국 달래서 겨우 재우고 나머지 촬영을 마무리 지었다. 가만히 생각해 보면, 이게 내가 아닌 다른 존재의 캐릭터를 연기하고 감정을 표현하다 보니 일종의 빙의 현상이 다른 일반인보다 쉽게 되는 경향이 있을 수 있는 것이 아닐까 싶다.

〈다크 나이트〉에서 조커 역할을 연기한 히스 레저(Heath Andrew Ledger), 불멸의 작품을 남겼지만 안타깝게도 영화 속 조커의 분위기처럼 약물 오용으로 사망했다. 〈다크 나이트〉에서 조커보다 더 조커 같은 연기를 펼친 후 사망한 것은 메소드 연기의 무서운 양면성이다. 메소드 연기는 후유증을 남긴다. 일종의 그 역할에 빙의된 연기라고 봐도 무방하다. 연기자로서는 후회가 남지 않았겠지만, 연기 이후의 후유증으로 엄청난 대가를 치르게 된다.

이처럼 자신의 일상생활 속에서도 영화에서 연기했던 인물로 동화되어 현실감을 잃는 경우도 있고 그 역할에서 벗어나지 못하고 정신과에 다니는 경우도 많다. 특히 악역을 연기한 경우, 사람을 때리는 장면, 강간, 지나친 폭력성에 노출되어 회복이 어려운 경우는 일상이 더욱 힘들어진다.

19
미스터리한 촬영 시간 총량의 법칙

 낮에 촬영을 스타트하고, NG 없이 모든 게 순조롭게 다 잘 진행되더라도, 예정보다 빨리 끝나는 날은 절대 없다. 모든 사람들이 준비가 잘되어서 NG 없이 잘 진행되면, 갑자기 기계가 문제를 일으킨다던가, 기계도 잘 돌아가고 사람도 준비가 잘되어 있으면 꼭 근처 공사판에서 시끄러운 소음을 일으킨다던가, 항상 어느 것 하나가 반드시 문제를 일으킨다. 결국 아무리 빨리 시작해도 끝나는 시간은 정해져 있으며 반대로, 아무리 늦게 시작해도 끝나는 시간은 정해져 있다. 우리는 이를 '촬영 시간 총량의 법칙'이라고 한다. 사실 촬영장에는 수많은 미스터리 법칙들이 존재한다. 배우 중 누군가 꼭 한 명은 한 시간 이상 지각한다. 늦잠을 자든, 차가 막히든, 꼭 한 명은 지각을 한다. 촬영장에서는 이를 '지각 한 명 보존의 법칙'이라고 한다.

이보다 더한 미스터리는 '너나 나나 통장은 제로'의 법칙이다. 배우들 중에 출연료를 모아서 부자가 되는 사람은 절대 없다. 절약을 한 사람이나, 무절제한 사람이나 도대체 배우들이 버는 돈은 모두 다 어디로 가는지 일정 시간을 두고 보면 항상 통장의 잔고는 그대로이다. 그런데 재미있는 것은 이 통장 제로의 법칙 뒤에 소위 '프로 배우의 법칙'이 있다는 것이다. 평소에는 "나는 이런 촬영 안 해요. 저런 거 안 해요. 나이 많거나 뚱뚱한 배우와는 작업 안 해요" 하면서 작품을 거절하다가도, 꼭 생활비가 떨어지거나 돈이 필요하면, 시켜만 주면 뭐든지 열심히 촬영하겠다고 하는 배우들의 경우다. 이를 돈이 떨어져야 "프로의 자세로 열심히 할게요"라고 해서 프로 배우의 법칙이라고 한다. 참 웃긴 법칙들이다.

그래서 배우들 중에서는 그만뒀다가 다시 촬영장으로 돌아오고, 연락이 끊어졌다가 뜬금없이 나타나기도 하는 사람들이 상당하다. 그러니 영화도 촬영하다가 다시 중단하고, 중단했다가 다시 재기하는 그런 경우가 생기게 된다. 하지만 대부분은 배우가 잠수를 탄다고 기다려 주지 않으니 돌아와도 갈 곳이 없는 경우는 본의 아니게 강제 은퇴가 되는 것이다.

20
어디서나 초짜들은 민폐!

이소룡이 그랬었던가. 모든 무술의 궁극의 경지는 힘을 뺀 상태다. 베드신도 마찬가지다. 힘을 뺀 상태에서 서로가 힘들다는 느낌을 받지 않게 해 주는 것, 서로가 최고의 에로 경지에 올랐다는 것, 이게 프로 배우의 증거다.

'이게 안 되어 있다. 몸에 힘을 빼지 않아 경직되어 있고 심지어 여자 배우 자신이 바운스를 넣기 시작하면 엇박자가 나면서 2~3배 힘들다. 이건 실제 성관계에서도 그렇다. 여자가 바운스를 주도해야 할 대표적인 체위는 여성상위뿐이다.' 초보 여배우들은 이렇게 말한다. "내 딴에는 열심히 하려고 한 건데… 뭐라도 해야 할 것 같아서" 그러면 나는 이렇게 말해 준다. "자연스러운 게 잘하는 거예요. 힘을 빼야만 잘되는 일도 있잖아요." 우리는 수술할 때 의사 선생님에게 믿고 맡기고 아무것도 움직이지 않는다. 하다못해 주사를 맞을 때도 몸에 힘을 주지 말라고 한다. 베드신도 어떤 의미에서는 수술과 같다.

일이 잘되게끔 하는 지혜를 배우고 힘을 쓰는 게 순서다. 잔뜩 웅크리고 긴장한 마음이 사람을 경직시키고, 시야를 좁게 만든다. 전체를 바라볼 수 없으니 다른 사람들과 함께하는 작업에서는 오히려 방해만 되는 것이다. 우리도 영화를 보고 있다 보면 어느 배우가 지나치게 힘이 많이 들어가서 보기 불편하다는 말을 한다. 예를 들어 일부러 멋있어 보이기 위해 인위적으로 목소리를 낮게 깔아서 연기한다든가, 근육을 돋보이게 하기 위해 몸에 힘을 주고 있다거나, 예뻐 보이기 위해 예쁜 카메라 각도나 우아한 말투에만 신경을 쓰고 있으면 보는 사람도, 감독도, 관중도 불쾌하다. 소위 연기에 진정성이 없는 것이다. 힘을 빼고, 내가 잘 보여야겠다는 생각 없이 자신에게 주어진 캐릭터가 지닌 감정만으로 대사를 날려야 한다. 그게 영화 안에 녹아드는 연기인 것이다.

어떤 일에 있어서든지 초보인 사람이 자기 혼자 잔뜩 긴장하고, 경계하고, 나만 잘되어야 한다는 마음을 표현하면 그걸 보는 주변 사람들은 불편할 수밖에 없다. 이는 다른 사업 비즈니스나 서비스업이나 직장에서도 일맥상통하다. 잘못된 방법으로 열심히 하면 가만히 있는 것만 못하는 결과가 된다. 어떤 일이든 초보일수록 내가 잘하기보다는 우선 내가 속한 조직의 문화와 자신의 역할에 대한 이해에서 시작하여 배우는 자세로 임해야 한다.

21
촬영장에서 따귀 맞을 만한 배우 대응법

나는 예의가 없고 준비가 안 된 상대 배우에게 나름대로 소심한 복수를 한다. 예를 들어 베드신에 들어가기 전, 양치는커녕 과자나 음식을 먹는 여배우를 상대해야 하거나 심지어 담배를 피우는 경우, 나는 마늘과 청양고추를 입 한가득 먹는다. 씻지 않는 배우와의 작업에서는 나도 씻을 이유가 없다. 팔굽혀펴기 200개로 땀을 낸다. 3시간을 지각해 버린 배우에겐 그 배우와 함께 작업해야만 하는 신에서 갑자기 배가 아프다고 화장실에 가서 30분 씻고 유유자적 핸드폰 게임을 하면서 여유를 부리다 나온다.

촬영 일반신에서 대사를 외워 오지 않아, 계속해서 NG를 내는 배우라면, 나도 덩달아 NG를 내고 "아 죄송합니다. 내가 병신이다. 참 더럽게 못 외우네. 다음부턴 꼭 미리 외워 오겠습니다"라고 하며 내 자신을 질책하듯 말한다. 그러나 이것은 상대방에게 돌려 말한 것이다. 현장의 모두는 이미 알고 있다. 그저 모든 촬영진들이 답답해할 뿐이다.

그렇다고 누군가가 나서서 혼쭐을 내 주면 오히려 상황이 악화될 수 있다. 울거나 촬영을 안 한다고 할 수 있기에, 누구도 쉽사리 총대를 메지 못한다. 그냥 이 정도 선에서 대리만족하고, 소심한 복수를 하는 정도로 끝나는 것이다.

– 내가 만난 최고의 사이코 감독

촬영장에는 예의 없는 배우들만 있는 것이 아니다. 감독들 중에는 더 가관인 경우도 있다. 실제로 정사하는 장면을 찍고 싶다고 비밀리에 촬영하자는 감독이 있는가 하면 어떤 감독은 높은 사람들을 접대할 수 있는 여배우를 모아 달라고 하지를 않나, 베드신 도중 자기도 베드신을 하고 싶다고 날뛰는 감독이 있기도 하다. 이런 경우는 촬영팀 중 누군가 총대를 매고 말리는 동안 배우들은 모두 손을 놓고 감독이 제정신 차릴 때까지 피해 있는 방법밖에 없다.

22

에로배우는 섹스의 화신?

대한민국의 많은 남성들이 자기 자신을 섹스의 신이라고 한다. 발기력은 하늘 무서운 줄 모르고 치솟아 오르며, 자신이 서 있는 그곳이 곧 섹스 무대라며 강한 자신감을 보이는 남성들은 사실 단순히 섹스하고 싶은 상태일 뿐이다.

결론부터 설명하면 이 세상에 섹스 신은 없다. 섹스란 것은 상대방과의 조합이기에 상대 여자가 지나치게 뚱뚱하거나 자신이 싫어하는 스타일이라면 섹스의 신이 아니라 신의 증조할아버지가 와도 불가능하다.

에로배우들이 섹스를 잘할 거라는 것도 잘못된 착각이다. 실제 섹스에서 지나치게 과도한 리액션과 신음 소리는 오히려 마이너스다. 오히려 진정성 없음이 상대방에게 고스란히 전달되어 느껴진다. 또한 자신이 섹스를 잘한다는 자부심에 "난 잘해, 내 기술은 최고야! 어디 한번 느껴 봐!" 이런 마음을 지니고 있으면, 오히려 상대방과의 교감이 없어지게 된다. 그러한 과도한 자만심은 상대방에게 잘난 척하는 것으로 느껴지고 불쾌감을 주게 만든다. 그리고 그러한 마인드는 그 사람의 모든 행동과 대화와 제스처에 나타나 서로의 기분을 망치게 만드는 요인이 된다.

영화에서 과도한 리액션을 보여 주는 에로배우들이 실제 섹스에서도 그럴 것이라는 선입견이 있지만 단지 기술적인 부분만으로 섹스를 잘한다고 정의할 수 없다. 또한 하나의 직업으로서 과장되어 판매되는 부분을 그대로 믿는 것은 순진한 것이 아니라 무지한 것이다. 사람을 많이 상대하는 사람들이 대부분 평소에 혼자 있기를 좋아하고, 중국집 사장이 자장면을 싫어하듯이 일상에서도 자신의 직업을 좋아하는 경우는 드물다. 또한 배우들은 가짜의 삶을 사는 사람들이다. 이처럼 배우들은 일반인들보다 유난히 섹스에 뛰어난 기술을 가지고 있지는 않다.

23

간절함의 배신,
양아치 엔터테인먼트를 조심하자

　제대로 된 인성의 존경받을 엔터테인먼트 대표도 많겠지만, 잘못된 인성을 지닌 양아치 엔터테인먼트 대표도 많다. 세상은 어디에서나 양아치가 섞여 있다. 어떤 대표들은 배우의 돈을 교묘하게 더 갈취한다거나, 계약금을 정확하게 공시하지 않는다거나, 상업 영화 데뷔, 즉 연예인이나 방송 출연, 영화에서 좋은 배역이 되고 싶은 간절함을 이용하는 사람들도 많다.

　간혹 배우들의 하소연을 들어 보면 별의별 유형이 다 있다. 소속 아티스트들을 스폰으로 이용한다거나, 성희롱이나 성폭행을 당하는 경우도 많다. 꼬임에 넘어가 대출까지 받아서 영화에 투자했다가 힘들게 생활하는 경제적 피해 유형부터, 인격적 파괴와 무릎 꿇고 손들고 벌섰다는 신체적 피해 유형, 배우의 모든 것을 알아야 한다며 다 벗어 보라고 하는 유형, 게다가 나를 남자친구라 생각하고 나를 꼬셔 보라고 하는 대표, 나도 유혹하지 못하면서 대중을 어떻게 유혹할 수 있겠냐면서 억지를 부리는 대표까지 참 가지각색이다.

이것은 엔터테인먼트 대표의 문제도 있으며, 무슨 짓을 해서라도 꼭 연예인이 되고 싶고, 성공하고 싶고, 유명해지고 싶다는 간절한 욕심이 자신의 두 눈을 어둡게 만들고 분별력을 떨어뜨리게 만드는 원인이기도 하다. 그런데 부당한 요구까지 성공을 위한 과정이라 합리화시켜 가며 자신을 희생시키고 극심한 피해와 아픈 고통을 겪게 되는 것이다.

배우 지망생들이 무엇이든 다 하겠다는 마음가짐으로, 너무나 간절한 태도로 자신의 소원을 말하는 것은 오히려 자신을 만만하게 보게 만든다. 더 나아가 자신의 지나친 열정이 스스로를 피해자가 될 수도 있게 한다는 점을 명심하자.

"나는 연기만 할 수 있으면, 뭐든지 할 수 있어요. 돈 안 받아도 돼요." 이런 말은 마음속으로라도 하지 말아야 한다. 돈을 받아야지 왜 안 받는가? 촬영장에 가는 것만으로도 차비, 식비, 의상비, 헤어 메이크업, 촬영 준비 등 상당한 비용이 소모된다. 흔히 오디션에서 간절함이 안 보인다고 비판하는 심사 위원들, 간절하면 그것이 인생을 구제해 주고 자신의 능력이 펼쳐질 것처럼 얘기한다. 그것이 얼마나 많은 연예인 지망생들을 비참하게 만드는가? 간절하면 이루어진다? 아니, 간절하면 호구가 되는 곳이 바로 엔터테인먼트 시장이다.

정상적인 엔터테인먼트라면, 아티스트에게 투자금을 요구하거나 성희롱을 할 이유가 전혀 없다. 배우 지망생들 상대로 한 성폭행과 사기 피해들은 너무 많아 언급할 필요도 없을 것이다. 연기할 수 있으면 뭐든지 하겠다는 마음은 오히려 독이 된다. 배우란 운과 노력과 스타성이 합쳐져야 한다.

일반 상업 영화배우들의 연봉은 천만 원 이하가 대부분이다. 연극배우는 월 20~50만 원을 받고, 삶을 유지하기 때문에 각종 아르바이트와 연기를 겸하는 경우가 많다. 과연 그들에게 '당신은 노력이 부족해서 안 되는 거야'라고 말할 수 있는가? 간절하다는 마음은, 배우들을 돕지 않는다.

불안함을 느끼고, 부족한 상태를 가진 간절함은 또다시 그러한 상태를 느끼게 만든다. 세상을 다 가진 것처럼 보이는, 연예인이 사건 사고를 일으키고 자살하는 이유도, 그들의 마음 안에는 공허함과 결핍된 간절함이 가득하기 때문이다. 무엇으로 채우려고 하지 말고, 그 어둡게 간절한 마음을 없애야 한다. 자신은 이미 완벽하고, 가치 있고, 사랑받을 만한, 소중한 존재임을 알아야 한다. 결핍된 간절함은, 사람을 비참하게 만든다.

24

베드신의 부질없는 부상 투혼

베드신을 하면서 남성 배우는 하루에 피스톤 운동을 몇 번이나 해야 할까? 한 번의 베드신에 평균 30분가량이 소요된다는 것을 인지하고, 1분에 평균 바운딩 50회, 하루에 총 베드신 평균 개수가 5개라면 50 ×30 ×5 = 7,500이라는 숫자가 나온다. 하루에 만 보를 걷기도 힘들어 운동이라고 하는데 평균 7,500회의 피스톤 운동의 파워와 빠른 속도가 요구되는 피스톤 운동일 경우, 침대 매트리스와 무릎과 발가락이 마찰로 인해 까져, 피부가 벗겨지고 멍이 드는 사태가 종종 일어난다. 이는 남자 배우에게서 흔히 발견될 수 있는 특징이다. 이게 뭐 그리 대수냐고 할 수도 있겠지만 피부가 까지고 멍이 든 상태로 일을 하는 건 상당히 곤욕이다.

벗겨진 피부 상태로 계속해서 남은 분량을 채워야 하는 상황인데 이 때는 조금만 닿아도 엄청 따갑고 통증을 유발시킨다. 이에 베테랑 남자 배우들은 사전에 매트리스 위의 이불을 이중으로 세팅한다거나, 처음부터 아예 힘을 조절하여 적당한 힘과 노하우의 체위만 한다거나 하체가 최대한 몸무게를 받지 않도록 분산시키는 자세를 취하는 등 나름대로의 방법을 구현한다.

격한 베드신은 여성 배우에게 허리 통증을 많이 유발시키기도 하는데, 대부분의 여배우들이 허리가 좋지 않은 이유도 장기간 지속되는 베드신 때문일 수 있다. 실제로도 허리 디스크를 수술한 여배우들이 상당수 존재한다. 물론 "허리는 남자가 쓰니까, 남자가 안 좋아지지 않나요?"라고 물을 수도 있다. 그러나 인간의 몸은 쓰면 쓸수록 발달하고, 근육을 쓰면 쓸수록 강해지고 탄탄해지는 습성이 있다. 결국 땀이 뻘뻘 나는 남자 배우들의 허리가 튼튼해져 가고, 비교적 힘을 쓰지 않는 여배우들의 허리 상태가 오히려 약해진다.

이렇게 아무리 투혼을 발휘해도 에로배우들의 삶은 전혀 나아지지 않는다. 출연료를 올릴 만한 데이터도 없고, 자신이 출연한 영화가 어느 정도의 이익을 보았는지, 손익분기점을 넘었는지조차 알 수가 없다. 투자자가 그 데이터를 넘겨주면, 감독에게도, 배우에게도 높은 단가를 지불하게 되기에 알려 주지 않는 것이다. 이 영화가 얼마나 벌어들였는지는 투자자 외엔 아무도 모른다. 감독도 모르고, 피디도 모르고, 제작사도 모른다. 이렇게 모든 것이 비밀이고 노예 계약으로 돌아가는 것이 에로배우 영화판의 현실이다.

그저 "이번에만 열심히 하면, 다음 촬영 때에는 좀 더 잘해 드릴게요"라는 식의 뫼비우스의 향연. 이는 감독도, 배우들도 같은 신세다. 그들도 무명으로 남고 일회용으로 소모되고 버려지는 것이다. 그러니 에로배우나 감독들은 영화를 찍고 나면 자신의 영화에 대한 기대가 전혀 없다. 영화가 잘될지라도 돌아오는 것은, 어떻게든 제작비를 아껴 보려는 현실뿐이기 때문이다.

25
에로배우가 거부하는 에로영화

에로배우들은 에로영화만 찍는 것은 아니다. 에로 콘텐츠라는 장르가 또 있다. 시나리오보다는 섹스만이 가득한 포르노 영상이다. 총 10~20분짜리 완성본의 영상을 만드는 것을 콘텐츠라 하고, 1시간이 넘는 분량의 스토리가 있는 성인 영화라는 부류가 있다.

콘텐츠는 인터넷 동영상 혹은 TV 채널의 짧은 영상들이라고 보면 된다. 콘텐츠는 대사나 연기적으로 크게 부담스러운 점은 없다. 대사 역시 애드리브가 난무해도 된다. 무엇 하나 정식으로 가지 않아도 된다. 마음의 부담이 없는 대신 몸의 부담이 늘어난다. 베드신이 하루에 8~10개 정도 되기 때문에 횟수가 부담스러울 수 있다.

정신적 자유로움이 있는 콘텐츠를 선호하는 배우들이 있고, 연기적인 부분이 강한 성인 영화를 선호하는 배우들이 있다. 촬영마다 장단점이 있다. 콘텐츠를 찍으면 자신의 가치가 떨어진다고 생각하는 배우들은 콘텐츠를 하지 않고 영화만을 찍는다.

그러나 여기서, 제3의 촬영이 있다. 에로 콘텐츠 중에서도 페티쉬 촬영이 그것이다. 대부분의 에로배우들이 거부하는 에로 촬영이 바로 페티쉬이다. 페티쉬 촬영은 거의 모든 배우들이 하기 싫어한다. 한 번이라도 체험을 해 본 배우가 있다면, 다음은 곧바로 거절 의사를 드러내게 된다. 웬만한 비위로는 할 수 없는 것이 바로 이 페티쉬 촬영이다.

페티쉬는 발을 빠는 페티쉬부터, 때리는 페티쉬, 맞는 페티쉬, 욕먹는 페티쉬, 괴롭힘을 당하는 페티쉬, 뺨을 계속 맞는 페티쉬, 묶어서 당하는 페티쉬 등 총체적 난국이다. 초보 배우가 아무것도 모르고 페티쉬 촬영에 들어갔다가 울면서 못하겠다고 도망가는 경우도 많다. 내가 만약 조선시대 왕이었다면, 이런 시나리오를 만든 인간의 영화를 망하게 하고 싶다는 생각이 들 정도로, 취향이 안 맞는 사람에게는 정말 최악의 촬영이다. 자신의 성향과 맞지 않는 배우는 아예 체험조차 하지 말자.

[에필로그]

> 쓰러진 어머니,
> 눈물 흘리는 여자친구,
> 추락하는 자존감

나는 대한민국의 모텔, 인터넷, TV 채널에 수도 없이 등장한다. 어머니는 내가 에로배우로 일한다는 사실을 아시고서는 눈물 흘리며 쓰러지셨다. 막막하고 가슴 아팠지만, 집안 형편 때문에 도저히 에로를 그만둘 수는 없었다. 우리 집은 늘 빚에 허덕였다.

절망으로 무너진 어머니로 인해 내 마음도 찢어지게 아팠지만, 몸이 아파도 돈 걱정을 하며 병원 한 번 못 가시는 어머니께 얼마 되지 않는 병원비조차 내 드릴 수 없는 상황이 나에겐 지옥보다 더 비참한 현실이었다. 이런 나에게 에로는 모순되게도 생업이자 현실을 잊게 해 주는 도피처였다. 활동을 계속하다 보니 사람을 많이 만나게 되고, 여기저기 인연이 닿아 나를 좋아해 주는 사람들도 생기고, 내가 마음을 터놓을 수 있는 사람들도 생겼다. 그리고 사랑하는 여자를 만나게 되었다.

하지만 여자친구와 행복한 때는 잠시였다. 그녀는 내 직업을 이해하기 힘들어했고, 크나큰 마음의 고통을 느꼈다. 아무리 감정 없이 그냥 해내야 하는 일이라고 말해도 의심과 불안, 질투에서 헤어나지 못했다. 당연한 일이다. 많이 사랑할수록 더 많은 눈물을 흘리게 된다. 많은 언쟁, 오해, 씻을 수 없는 깊은 상처… 사랑하는 사람마저도 눈물을 흘렸다. 많이 싸웠다. 서로 사랑하지만 현실적인 문제에 대해 우리에게 그리고 나 자신에게, 날마다 깊은 질문을 던졌다.

에로 촬영을 하러 나갈 때마다, 일이 힘들다는 것보다 더 힘든 것은 나를 사랑하는 사람이 고통받고 있는 현실, 사랑을 지탱하는 경제적 현실이었다. 이게 아니면 나는 안 되는 건가, 나는 왜 이렇게 무능하지, 나는 뭘 할 수 있지, 답이 없는 수천 가지 생각들로 고통스러웠다. 일을 하러 나가면 정신적 압박감과 스스로에 대한 자존감이 약해졌다. 심지어 촬영장에서는 동료 여배우보다 훨씬 더 고생해 놓고도 출연료를 2~3배 낮게 받는 현실, 이 모든 것들이 나를 끝없는 자괴감에 빠지게 했다. 결국 무너졌다. 자존심이 무너져 내렸다.

난 에로에 목매 다른 능력을 개발하지 못하는 무능한 사람이었다. 생활고의 문제로 나 자신의 가능성조차 살인하고 있다. 어머니의 마음을 죽게 했고, 여자친구의 마음을 죽게 했고, 나에게 특별한 소중한 인연들의 마음을 죽게 했고, 무엇보다 나 자신을 죽게 만들었다. 돈에 얽매여 나 자신을 잃어버렸다. 그게 죽음으로 이끈 것이다. 본래의 나를 잃어버린 것이다.

"도모세. 이미 자신을 잃어버렸는데, 네가 가진 것들을 다 잃는다 할지라도 그게 두렵냐? 에로가 없다고 해서 모든 것을 잃어버릴 능력이라면, 원래 내 것이 아닌 것이다. 두려워하지 말자. 나에겐 끈질긴 도전과 노력이 있다. 이 용기만큼은 진정한 나의 것이다. 네가 설령 너의 도전이 실패하더라도, 나는 나를 믿어. 나를 움직이는 건 나야. 오직 나만이 나를 결정해."

그렇다. 결심이다. 은퇴, 뒤돌아보지 않겠다.